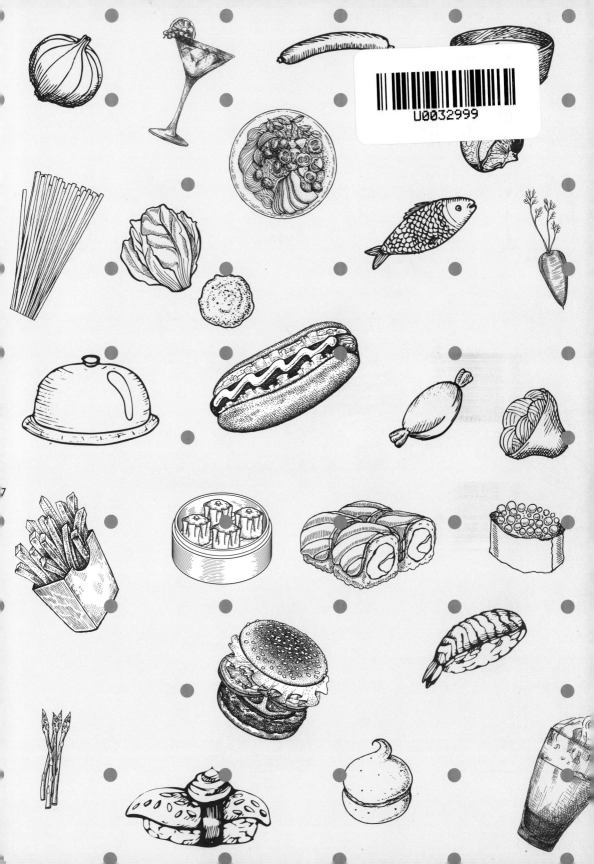

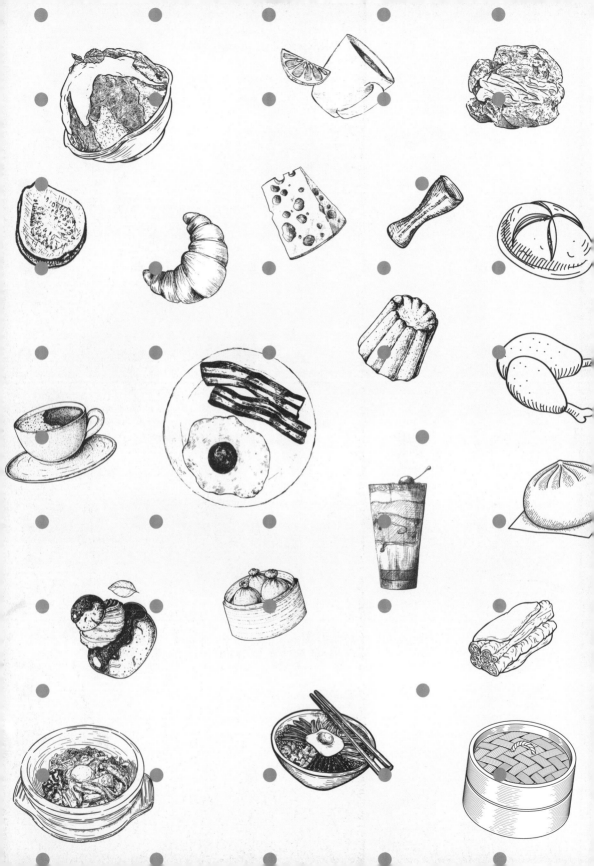

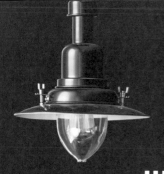

帶你爽吃美食
又能瘦，
才是營養師！

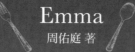

鹹酥雞？手搖飲？下午茶？2.5 秒選對吃！

Emma

周佑庭 著

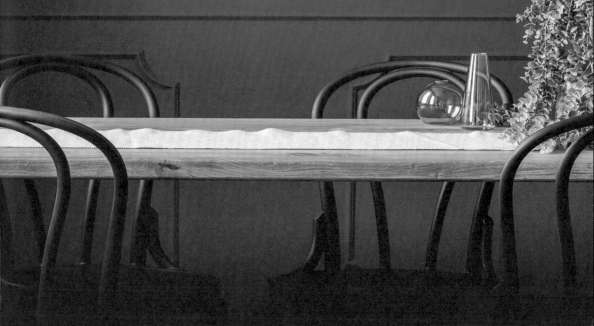

在日常生活中實際應用的外食法

侯建文

　　我是在一場演講中認識了 Emma。演講後，有許多聽眾圍著我問問題，她不像其他人一樣爭先恐後的搶問，而是靜靜地站在旁邊聆聽。

　　等到我要離開時，Emma 才非常客氣地趨前，告訴我她對運動營養的主題非常感興趣，我們也因此成為好友。

　　我們討論過非常多有關運動營養的問題，也讓我感覺到 Emma 是一個多麼熱衷於追求知識與熱愛接受新事物的營養師。

　　雖然多數的營養師都會鼓勵大家盡量避免外食，在這樣的環境、以及工作型態的影響下，若要避免外食，只會讓大家感到不知所措。

　　Emma 不墨守成規，靈活運用她的知識，造就了本書的誕生！

　　這是一本實能解決大眾困擾的好書，書中充滿全寫實食物的圖片，並依用餐時間分成早餐、正餐、午茶、消夜等篇章，讓大家能夠快速翻找；還加入了各種聚會大餐的吃法，內容包羅萬象，大家就不會因為不能享受美食而失去朋友啦！

　　書中也加入了運動營養的概念，包含各種運動前後該吃什麼、乳清蛋白的深入介紹等，每個建議也都有科學研究證據支持，非常扎實。

　　相信大家會因為 Emma 的這本新書，為自己帶來更健康的身體及更美好的未來。

（本文作者為臺北市立大學運動科學研究所教授）

《外食料理東西軍》，今天你選哪一道呢？

鄭國威

步入中年後，健康檢查報告上的紅字越來越醒目，從褲腰帶不斷溢出的贅肉更是刺眼。

幾年前還能毫不在意的熬夜、吃宵夜、吃甜點、嗑咖啡、愛吃炸物、用餐時間不規律……如今往往一個鬆懈就得上醫院。頻繁的外食習慣，不免被我當作罪魁，自己卻又無法跟禍首和解，只好陷入永劫的慚愧。

不只是我，絕大多數的台灣人都有類似的感受。從事科學傳播工作九年以來，在泛科學網站上最被關注的文章主題就是食品與營養，顯然這議題打中了我們許多以外食為主的年輕讀者，所以很高興能看見 Emma 以這個主題展開寫作，並集結成書。

讀完這本書，透過一題又一題的生活化演練，不只是解開了我對食物的疑惑，也解開了我與外食之間的情緒糾結。用正確又好懂的知識當作外食的佐料，比起用誤解與罪惡感來自我折磨來得好太多了。

正在看這本書的你跟我，如果運氣好，這輩子大概能活 30000 天。

想像一下，過去每一天的你跟未來每一天的你都是一個獨立的個體。我今年 38 歲，已經創造出 13870 個我。當我們在選擇外食時，就是在為自己的未來進行一場「公民投票」。

今天的你，能不能應用科學思辨、營養知識，投下為自己負責的一票呢？讀完這本書，並跟我一樣開始試著在生活中實踐，讓未來每一天的自己，感謝今天的自己吧！

（本文作者為泛科知識公司知識長）

做出 smart choice 前，你所需要知道的

林安民

本書的內容相當簡單易懂，又貼近生活，我非常推薦每一個人看。

Emma 把台灣民眾每天容易遇到的外食，從營養價值、飲食搭配、生理健康等方面整理成文字，讀起來有趣又能快速領會重點，讓人想要一直看下去。

身為家醫科醫師，在診所執業時，我最大的目標就是提高民眾的健康狀態，並且提高民眾主動追求健康的動機。這中間有兩個要素，是臨床工作者常遇到的難處（尤其是在醫院的時候）。一是民眾在生活中，其實常常遇到可以做出更好選擇（smart choice）的時機，但他們卻不清楚什麼是 smart choice。

我作為基層家庭醫師，期望能夠讓民眾了解到「把身體變好，是一件很棒的事」。

另一個，則是要能做出 smart choice 前，民眾需要一定的概念、自己組織思考。要做到這件事，則需要淺顯易懂的知識，讓人能夠快速吸收上手。

而本書，就是集結了、並展現了上述這兩個元素所產生的結晶。身為家庭醫學科醫師，我誠摯推薦給各位讀者，希望你們能吃得更健康！

（本文作者為安民家庭醫學科診所院長）

自 序

　　每次和新朋友去吃飯，大家都會壓力很大，總看著我的眼色來點餐，那個表情就彷彿在問我：「營養師，這個可以吃嗎？」

　　這其實是我好想跟大家澄清的誤會啊！

　　即便我笑著說：「都可以吃啊！」但總會感覺大家不太相信，這讓身為愛吃鬼的營養師，內心實在太鬱悶了。

　　「食物的樂趣就是吃！」

　　這是啟發我人生的鄭明析牧師所寫下的箴言。我第一次看到這句話時，自己的心結才猛地被解開。

　　沒錯！營養師就該帶大家懂得吃、盡情感受食物的樂趣，才不愧對這個頭銜！

　　每次和飲食管理的學生對談時，不論是為了要變瘦、增加肌肉或調理身體的目的，我一問到三餐會怎麼吃呢？大家都會露出有點不好意思或是無奈的表情，低著頭、搓著手回答：「我都吃外食耶……」

　　根據市調公司在 2018 年的問卷訪查，**一天兩次的外食族約占總人數的 50%**。也就是每兩人之中，就有一位須仰賴外食來滿足早、午、晚餐的其中兩餐！如果你還認為吃外食就和纖瘦、強壯、健康無緣了，那就太悲觀了！

　　在這本書中，我會透過大量的二選一來呈現。這不僅是為了加深你的印象、破除網路迷思而已。我們的生活也是累積一次次的選擇而產生變化，對吧？只要找到適合的選項，從現在開始也能改變生活！

　　書中的外食技巧都是最簡單、可實行、極有感的管理方法，也是我每天實行的爽吃原則。你可以期待營養師不說不行、不能、不可以，即

使是很「走鐘」的餐點，我也盡可能給予彈性調整，希望大家掌握界線後，更能自由地享食！

　　感謝如何出版社的同仁，偶然發現經營一年多的「營養師帶你吃外食」，並且完成營養師的任性要求──全寫實食物的圖片。我真的很想讓大家翻書翻到很餓，然後照著書去找宵夜來吃，哈哈！謝謝我的家人、朋友、師長與學生，如果沒有你們的支持和腦力激盪，我還關在象牙塔裡！你們每一位，都是我獨一無二的貴人。

　　最後，謝謝願意給我這個機會的你，希望看完這本書後，你能會心一笑說：「原來……外食也能爽爽吃！」

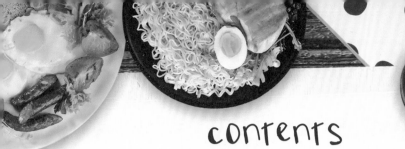

contents

PART1　早餐

西式早餐篇

中式早餐篇

便利商店篇

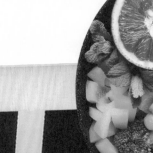

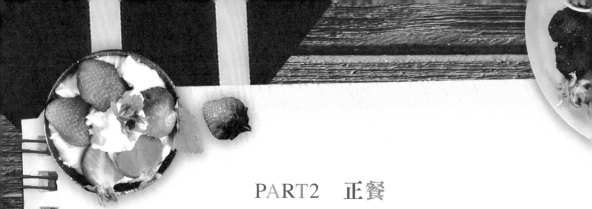

PART2　正餐

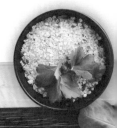

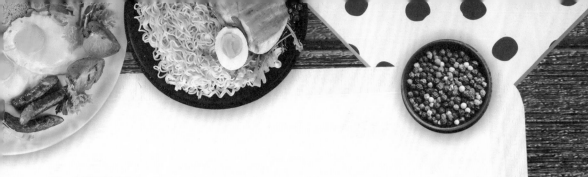

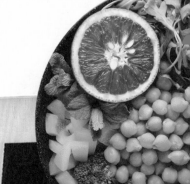

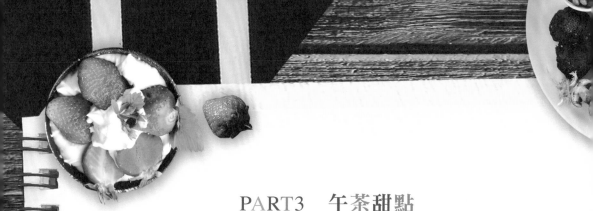

PART3　午茶甜點

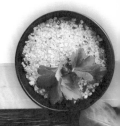

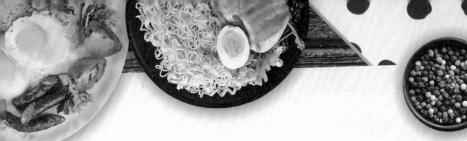

PART4 大餐

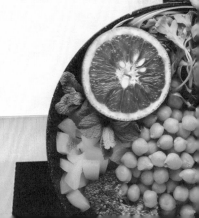

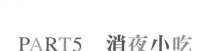

PART5 消夜小吃

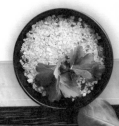

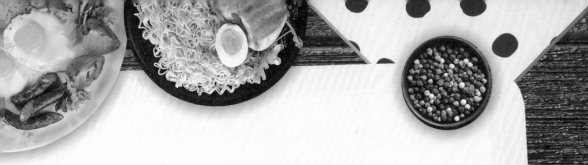

PART6　運動時，請你這麼吃

PART7　誰說外食不養身？

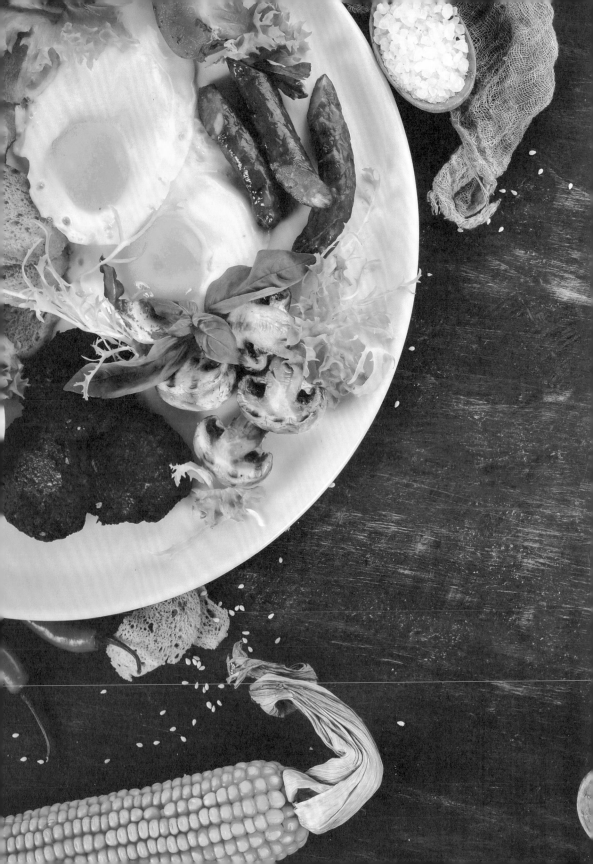

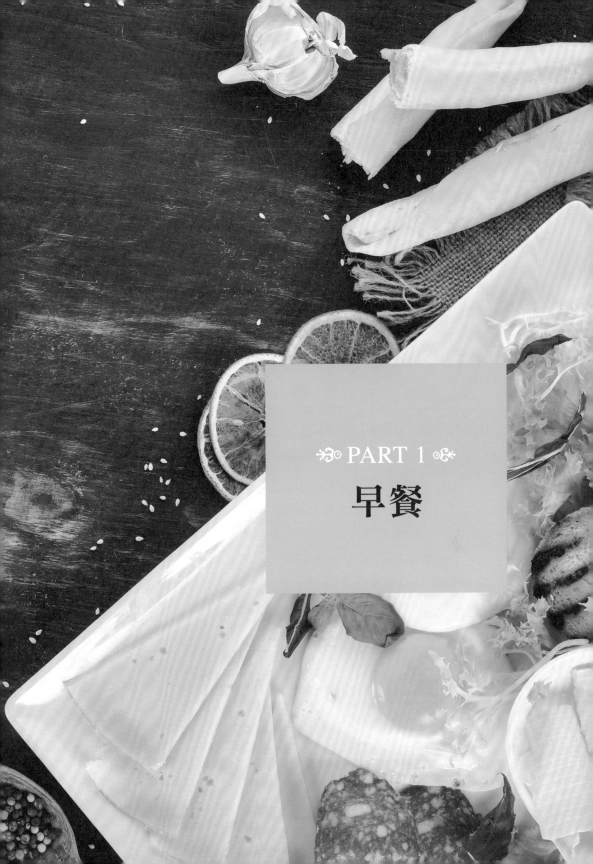

❧ PART 1 ❧
早餐

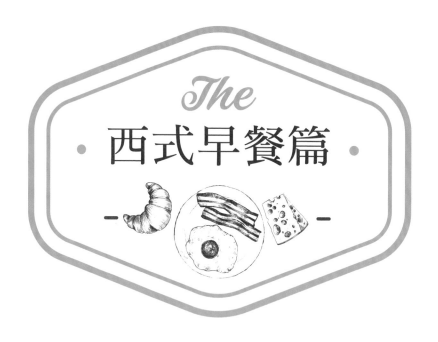

The

西式早餐篇

早餐吃得好，不僅新陳代謝能提升，精神也會充飽電！
但哪種早餐，才是「國王的早餐」呢？
如果你的早餐包含美味誘人的莓果丹麥麵包捲、
新鮮爽口的甜橙生菜沙拉，再搭配香醇的伯爵紅茶……
如此色香味俱全，應該算是「國王的早餐」了吧？

嘿嘿，在營養師眼中可不是這樣哦！

國王的早餐不單是食材豐富而已，
更要給予我們充分的體力與朝氣，來面對早晨一連串的任務！

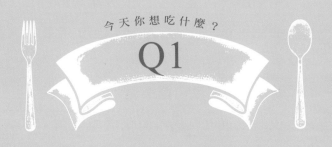

今天你想吃什麼？

Q1

增進飽足感的早餐

雞柳三明治 VS. 抹醬吐司

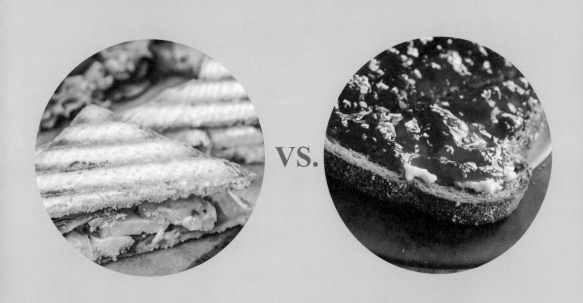

VS.

在美國期刊中指出，比起高脂肪或高醣類的膳食，高蛋白飲食可增加更多的餐間飽足感！吃入富含蛋白質的食物後，腸道會產生抑制食欲的荷爾蒙，在餐後的三十分鐘到三小時有效減緩飢餓感！

其中，**肉類就是優良的蛋白質來源！**

考量經過一夜的空腹，有些人消化機能較弱，不小心吃到高油餐點反而會消化不良、脹氣不舒服，營養師推薦，使用雞胸肉製作的雞柳三明治，油脂含量偏低，更有利於吸收利用。

早餐店的雞柳有兩種：第一種是裹粉油炸的雞柳條或雞柳塊；第二種則是直接看得見肉絲的雞柳片。點餐時，記得選未經油炸的雞柳片最好，不僅好消化、熱量也直接砍半！

雖然雞柳三明治的熱量比抹醬吐司多一些，卻能讓你吃完早餐不再飢腸轆轆，不小心偷吃零食止饑，無形中又吃進更多熱量。

答案是：雞柳三明治！

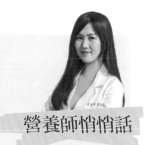

雖然漢堡麵包和三明治吐司在製程上相仿，但比起吐司，更鬆軟的漢堡麵包需要加入更多油脂。一個漢堡麵包約在 250 大卡，兩片薄吐司的熱量則是 200 大卡左右。

營養師悄悄話

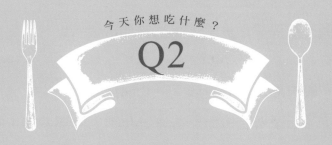

輕熱量的早餐

豬里肌蛋餅 VS. 培根蛋餅

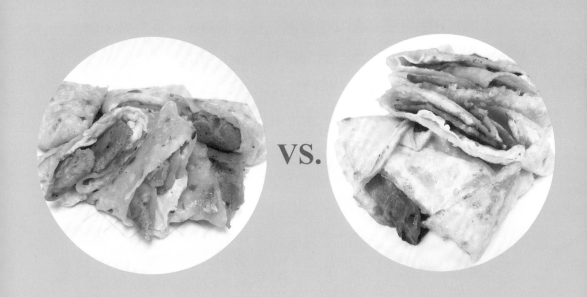

VS.

你是不是也認為培根是豬肉的一種？

營養師恐怕要讓你失望了……雖然培根是以五花肉熟成、醃製而成，但五花肉是豬肚子的部位，油花非常肥滿。**在營養學的觀點中，是把一般培根定位成油脂，一片薄片就等於一匙油的熱量，真的很驚人！**（低頭看看，你覺得自己肚子上的那一圈，究竟是肉還是脂肪呢？）

每次說到蛋餅，就會有很多人提問：全麥蛋餅皮會比傳統蛋餅熱量低嗎？

其實單就熱量來看，不論是什麼食材做的「蛋餅皮」熱量都差不多。像是全麥、藜麥、薑黃、香椿等，一片正常厚薄大小的蛋餅皮，熱量約在 100 大卡。

不過，在麵糰裡搭配其他食材，整體的纖維、維生素、礦物質會多一點，也由於上述食材比麵粉貴一些，所以售價會比較高。若偶爾想換個口味，也是蠻不錯的選擇哦！

還有一種河粉皮，是在來米粉中加入少許玉米粉蒸製而成。

比起河粉皮，有些廠商為了防止蛋餅皮相互沾黏，會在製作時會添加油，或在成品上再抹油，所以熱量上來看，蛋餅皮比河粉皮多上 40％。

答案是：豬里肌蛋餅！

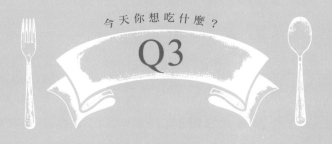

今天你想吃什麼？
Q3

開啓大腦活力的早餐飲料

無糖豆漿 VS. 薏仁漿

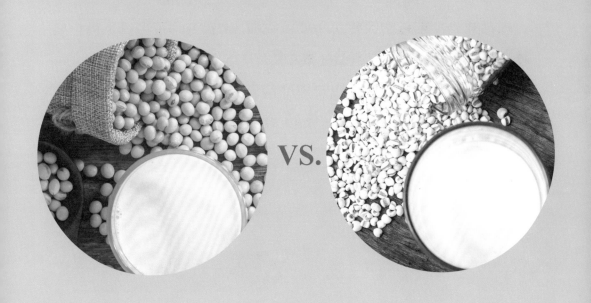

VS.

磷脂質絲胺酸是腦神經細胞中的主要營養成分，與記憶建立、維持專注力、學習回想都有所關連。

那麼，哪種食物中有較多的磷脂質絲胺酸呢？**答案是黃豆！**

黃豆又稱大豆，不僅是豐富的蛋白質來源之一，其中磷脂質絲胺酸的含量相較其他食物也偏多。但，食物中磷脂質絲胺酸的含量有限，因此營養師建議，除了早餐喝無糖豆漿外，其他餐次也可以多多選擇豆腐、豆乾等豆製品，更能維持一整天大腦的活力！

曾經有位重訓的學生，看到網路文章寫紅豆薏仁湯是低卡高蛋白的點心，每天都在早上吃一碗，結果不到兩週，腰間肉竟然從褲頭掉出來了……嚇得他趕快找營養師急救他的人魚線！

其實，「薏仁」雖然每 100 公克有 14 公克的蛋白質，但它屬於全穀雜糧類，整體碳水化合物含量有 125 公克之多！

與同重量的黃豆相比，每 100 公克的黃豆有高達 36 公克的蛋白質，是薏仁的 2.5 倍，卻只有 25 公克的碳水化合物，可稱為植物界的上等肉！（正所謂「腹肌是吃出來的！」，在 P.255〈不喝乳清蛋白的話，有什麼其他選擇？〉營養師會更詳細說明哪些方法可以替補哦！）

平平都是五穀雜糧類，其中的差異卻很大！

答案是：無糖豆漿！

今天你想吃什麼？

Q4

緩解倦怠感的早餐飲料

牛奶 VS. 可可亞

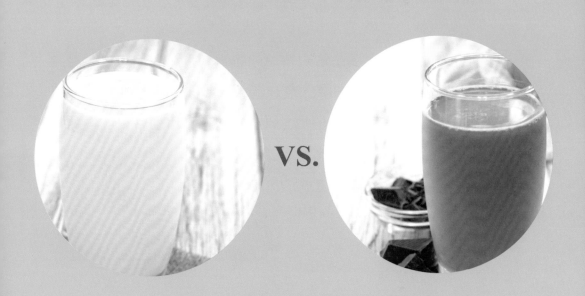

VS.

許多人工作壓力大、精神緊繃時總喜歡來點甜甜的東西！甜食雖然能促發血清素的分泌，帶給我們暫時的愉悅感，卻無法真正解除身體的疲憊感，還可能讓我們陷入慢性疲勞而不自知：

☐ 容易忘東忘西，走到廚房就忘記為什麼要走過去

☐ 注意力無法集中，聽過的事很快就忘，即使做筆記也忘記寫在哪裡

☐ 生活提不起勁，全身無力、肌肉痠痛

☐ 頭部脹痛，或是關節處沒有紅腫卻疼痛

☐ 睡眠品質不佳，入睡困難、淺眠多夢、半夜易醒來小便

☐ 無法控制食欲，不論是胃口不佳或過於貪食，吃飽還想再吃

你也有上述的情形嗎？若未持續超過六個月，我們可以先試試看補充適合的營養素，比如維生素 B 群，重新給予身體活力。

含有更多維生素 B 群的牛奶，雖然無法像可可亞帶來明顯的雀躍感，卻是更有效舒緩身體疲勞的好選擇！（在 P.263〈肩頸頂叩叩、疲憊不堪？這樣吃舒緩慢性疲勞〉，營養師會更詳細來解答哦！）

答案是：牛奶！

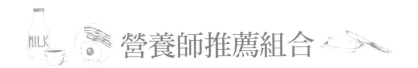

營養師推薦組合

起床的第一餐，都能稱作廣義的「早餐」！即使不是早上七八點吃也沒關係，這一餐是啟動身體動能的開始，選對了，更能讓我們面對整天的挑戰！

蛋白質能增進飽足感、提高工作與學習效率、開啟大腦活力、緩解倦怠感等，那麼，哪些是蛋白質的食物來源，並且適合在早餐時選擇呢？

豆類
無糖豆漿、豆漿紅茶等。

蛋類
荷包蛋、鮪魚蛋餅、蔬菜起司蛋餅等。

肉類
雞柳三明治等。

魚類
鮪魚三明治等。

乳類
鮮奶、保久乳、紅茶拿鐵等。

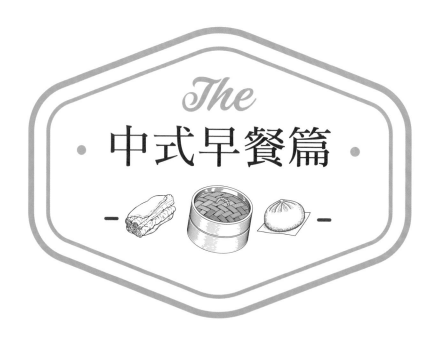

The
· 中式早餐篇

透過西式早餐篇,想必你已經了解蛋白質對一日之計的重要性。
緊接著,營養師要出變化題了!
假如你吃膩雞柳三明治、鮪魚蛋餅,我們就來吃吃中式早餐吧!
猜猜看這些餐點有什麼小陷阱,會讓你不知不覺發福呢?

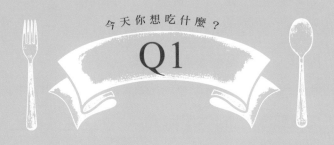

今天你想吃什麼？

Q1

輕熱量的早餐

饅頭夾蛋 VS. 燒餅夾蛋

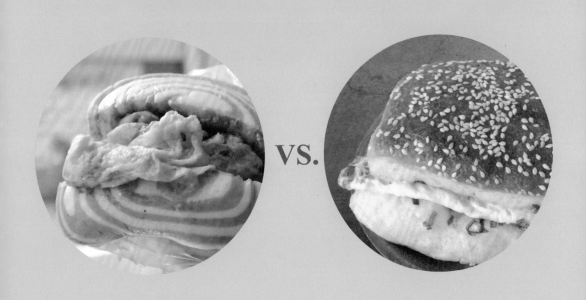

VS.

看似爽口的燒餅，是以一層麵皮一層油酥、藉由多次重疊桿成的酥油皮為基礎，再經過烘烤，才有層層酥脆的口感；相對於饅頭只以麵粉、酵母、少量糖發酵而成，熱量自然高上許多。

酥油皮也是多數中式麵點的基本麵糰，例如甜酥餅、咖哩餃、蘿蔔絲餅、叉燒酥等，加上它們體積都不大，所以熱量常被忽視！

請記得，**當點心口感越酥脆時，麵糰裡油酥的比例就會越高！**

油酥是以2：1的比例混合麵粉和油脂而成，導致一個小點心的熱量幾乎等於一碗白飯，實在不容小覷！

營養師有個有趣的諮詢經驗：某位上班族擔心吃甜食會變胖，下午肚子餓也不敢喝飲料、吃餅乾，只到公司附近買幾個鹹酥餅當點心。

因為裡面有細蔥段、又是鹹香口味，很能滿足口腹之欲；加上體積小小的，讓她覺得熱量也不會高到哪裡去。所以當我告訴她，兩個鹹酥餅幾乎是一個漢堡的熱量時，她才恍然大悟地說：「原來我每天都吃漢堡呀，難怪瘦不下來！」

答案是：饅頭夾蛋！

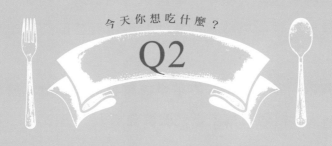

今天你想吃什麼？

Q2

提高工作學習效能的早餐

◇

蔥抓餅 VS. 原味蛋餅

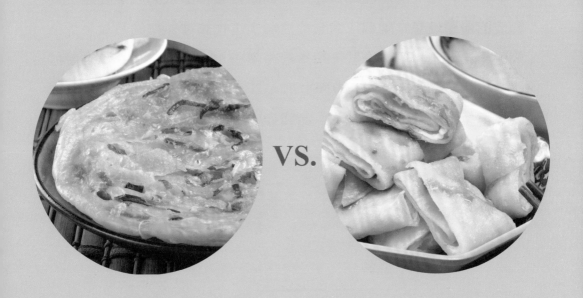

VS.

人的精神狀態與大腦中的神經傳導物質息息相關，像是血清素有鎮靜的效果，進而有昏昏欲睡的狀況；兒茶酚胺則產生興奮感、振奮情緒。

在期刊中的研究指出，高蛋白質早餐可穩定兒茶酚胺的消耗，並減少血清素的釋放，幫助受試者更醒腦！

原味蛋餅裡的雞蛋，不單是提供蛋白質協助我們提振精神，裡面的卵磷脂更是大腦神經連結的營養素！攝取足夠的卵磷脂，大腦可製造出人體最主要的神經傳導物質──乙醯膽鹼，能夠增強記憶力、提高學習效率、增進工作效能哦！

此外，蔥抓餅皮和蛋餅皮的製程也截然不同。

為了做出酥酥脆脆的口感，**蔥抓餅在製作麵皮時，需要油皮與麵皮的層層堆疊**，隱藏了大量的油脂！這也讓蔥抓餅的熱量至少是 500 大卡起跳！而原味蛋餅的熱量約落在 300 大卡左右。覺得蔥抓餅小小一份沒什麼？它的殺傷力可大了！

早餐是啟動一天的引擎，選擇原味蛋餅更能帶來滿滿的大腦活力，也讓你的身體更輕盈哦！

答案是：原味蛋餅！

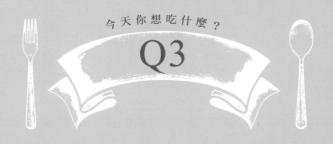

今天你想吃什麼？

Q3

輕熱量的飲料

米漿 VS. 黑豆漿

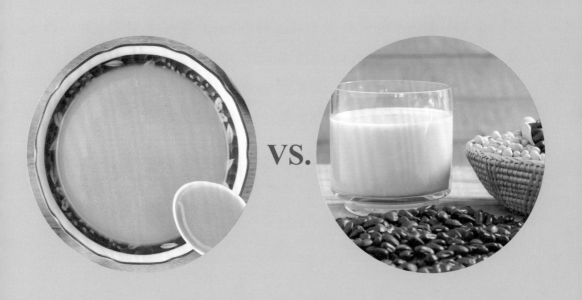

VS.

不論有沒有加糖，都是黑豆漿獲勝！

你好奇過米漿為什麼是淺褐色嗎？明明是米做的，應該像粥的米湯一樣，是白色帶點透明才對，之所以呈現淺褐色，**是因為加入花生的緣故。**

當花生仁乾炒至焦糖色時，與白米一起磨製攪打，更能帶出米漿的濃郁香氣，也是讓人忍不住一口接一口的秘訣。

然而，花生屬於堅果類，即使有少量的蛋白質，大多的成分也還是油脂，所以花生才能製成油品，可想而知油脂有多豐富。

此外，米和黑豆在本質上來說完全不同。米是穀物、澱粉含量高；黑豆則屬於蛋白質豐富的豆類、澱粉較少，因此米漿的熱量比黑豆漿多上一些。

假如你是米漿的愛好者，可以請店家把一半的米漿換豆漿，做成「混合漿」！這樣也能享受滑順又香濃的口感！

另外要特別注意的是，不能換成薏仁漿哦！因為薏仁也是澱粉豐富的雜糧，這樣交換對於熱量是沒有太多幫助的。

答案是：黑豆漿！

今天你想吃什麼？

Q4

促進腸道蠕動的餐點

高麗菜肉包 VS. 韭菜肉包

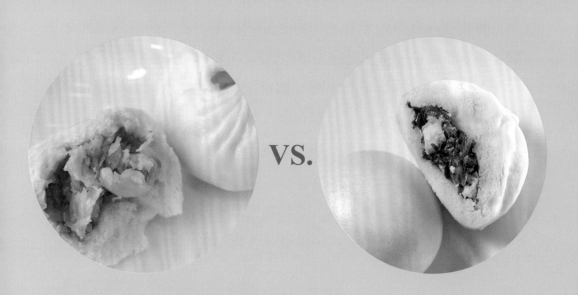

VS.

膳食纖維無法被消化，所以能刺激腸道蠕動去清除它，故而有助於排便。如果你希望在早晨將身體的廢物排出、讓身體更輕盈一些，韭菜肉包就是個好選擇！

曾經有位排便不順的媽媽來找我諮詢，她說午餐和晚餐都會吃半盤的高麗菜，還特別挑菜梗來吃，卻依然兩三天才排便一次。

許多人以為有吃到菜，就有攝取到纖維。當然，廣義來說是對的，不過更仔細去分析的話，會發現事實和我們想像的不太一樣：以相同重量相比，韭菜的纖維量幾乎是高麗菜的兩倍！

胃口不大的人，一餐要吃掉整盤蔬菜會有些辛苦，因此更要去挑選 CP 值高的高纖蔬菜！（想了解更多關於纖維的知識，在 P.71〈同樣吃一口卻比較高纖的清腸蔬菜──炒四季豆 VS. 炒青江菜〉，營養師會更完整的介紹哦！）

特別是外食族也不容易吃到充足的蔬菜，若同份量的菜卻能吃到更多膳食纖維，當然更好！這也正是高纖蔬菜的魅力所在。

營養師常推薦有便祕困擾、體重管理、控制血糖血脂的人，在三餐找找這些高纖食物：

菜餚：涼拌「秋葵」、炒「菠菜」、燙「地瓜葉」、「青椒」
　　　炒肉絲

滷味：杏鮑菇、金針菇、鴻禧菇、海帶結

點心：洋菜凍、石花凍、黑白木耳飲

> 答案是：韭菜肉包！

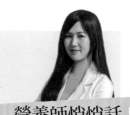

　　此外也提醒大家，要幫助排便，也別忘記攝取足夠的水分！

　　就像清掃地板時，刷洗完污垢後，要再用水把髒污沖走一樣，纖維是腸道裡的清潔刷，水分則能潤滑腸道，把廢物排除得乾乾淨淨。

　　那麼，水應該喝多少呢？

　　營養師建議，每天至少喝 1500 ～ 3000 毫升的水。為了促進排便，這裡指的水分，是指不包含茶飲、咖啡、果汁、湯品的純水哦！

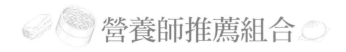 營養師推薦組合

　　擺脫燒餅、油條、飯糰都肥肚爆表的印象，只要多花一點心思去找，中式早餐店仍有許多好選擇！

主食任擇一

蛋餅類：原味蛋餅、起司蛋餅、豬里肌蛋餅都可以，蛋餅皮改
　　　　成河粉皮更好

饅頭類：任何饅頭、蔥花捲都可以，但記得要夾蛋

包子類：一般來說，鹹味包子比甜味包好

　　不論高麗菜包、筍絲肉包、純肉包、叉燒包熱量都約在 250 大卡左右。可是！不論豆沙包、芋泥包、地瓜包、芝麻包、巧克力包、奶黃包幾乎都是 250 大卡起跳。

　　因為紅豆、芋頭、地瓜都是澱粉類的食材，質地以粉感為主，做成包子內餡時容易過乾、不好吞嚥，所以常拌入豬油或植物油、糖，以做出柔軟的口感；而芝麻、巧克力、奶黃則是以油脂類的食材，原本熱量就高，又需要加入糖提升風味，熱量自然就高上一些！

飲料任擇一

　　豆漿、黑豆漿、豆米漿、豆漿紅茶都可以！雖然能選無糖是最佳，但一週 2 ～ 3 次喝微糖也沒關係，我們再從其他餐次做調整就好了。

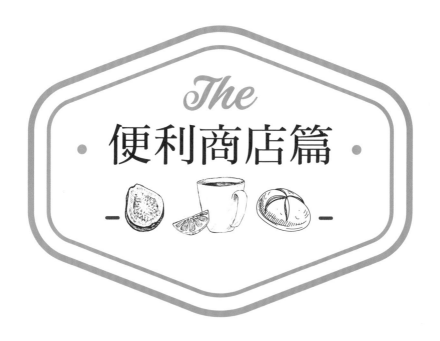

The

便利商店篇

比起中西式早餐店，便利商店裡看起來似乎選擇更多！
對於忙碌的上班族來說，在這些便捷的餐點中，
究竟有哪些鞏固健康的好選擇呢？

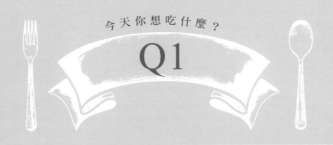

今天你想吃什麼？

Q1

隱藏版的富含蛋白質麵包

紅豆麵包 VS. 菠蘿麵包

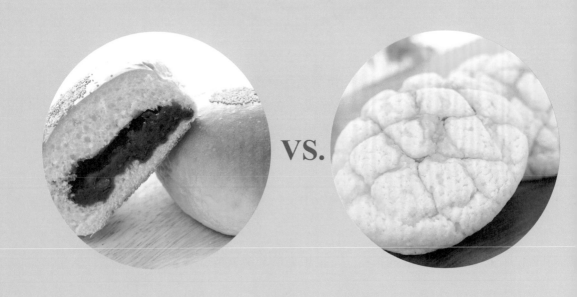

VS.

再複習一次，蛋白質能增進飽足感、提高工作與學習效率、開啟大腦活力、緩解倦怠感。但一般夾在麵包裡的，大多是肉鬆、火腿、培根、煙燻雞等加工肉類，還常額外添加糖、油或食品改良劑，讓我們為了補充蛋白質的同時，也吃進更多負擔。

這種時候，「紅豆麵包」就是不錯的替代方案！

即使紅豆不像黃豆、黑豆號稱植物界的肉，**蛋白質仍高出小麥1.5 倍之多**。每 100 公克的紅豆約有 20 公克的蛋白質，黃豆則是 25 公克！

一個紅豆麵包的蛋白質，竟然和一顆茶葉蛋差不多！對吃蛋奶素的朋友來說，也是蠻好的蛋白質來源喔！

但是，舉凡紅豆、綠豆、花豆、蠶豆、鷹嘴豆等富含蛋白質的乾豆類，雖然蛋白質的含量算是充裕，但品質較不佳。

若是蛋奶素食的朋友，營養師推薦混合小麥、米飯等其他穀物一起吃，更能提升整體食物的蛋白質質量！除了紅豆麵包外，紅豆飯也很不錯！

答案是：紅豆麵包！

在此特別提醒一下便利商店裡的超高熱量麵包：可頌、丹麥、菠蘿。

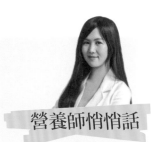

營養師悄悄話

可頌和丹麥麵包，都是在麵皮裡包裹奶油磚後，再反覆的交疊桿製而成，非常類似中式酥油皮。

簡單來說，不管哪一種類型的麵包或點心，只要發現它香酥鬆脆、咬一口屑屑掉滿桌，這就是魔王級的象徵！

至於菠蘿麵包，雖然沒有層層的口感，但最讓人喜歡的香濃外皮，也是油與糖交織的結晶！菠蘿皮是以麵粉、奶油、砂糖以 1.5：1：1 的比例揉捏而成，表皮越酥脆，油量就會越多。

這三類麵包幾乎都是 450 大卡左右，比一份鹹酥雞還要肥！

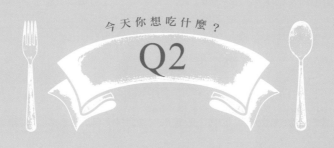

今天你想吃什麼？

Q2

趕走情緒小憂鬱的餐點

鮭魚御飯糰 VS. 泡菜御飯糰

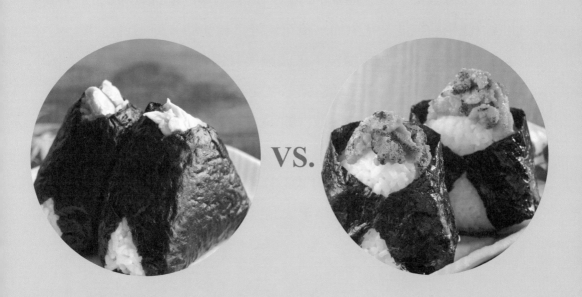

VS.

老是覺得疲倦提不起勁？壓力太大讓你喘不過氣？

在學術書籍中指出：健康人群中，體內的 ω－3 油脂與憂鬱症狀有關，越不足的人憂鬱症狀越多。

隨著醫學領域的進展，許多新的研究證實生理與心理的交互作用。除了尋找醫療或諮商管道調解情緒以外，透過營養輔助，也能有效緩解大腦「當機」哦！

人體中，ω－6主導促發炎的功能、ω－3負責抗發炎的平衡，**兩種油脂對我們而言都缺一不可。ω－6：ω－3最好的比例是 2～3：1**，然而現代人卻嚴重失衡……居然是 25：1！

為什麼會發生這種慘狀呢？不單是空氣污染、農藥殘留、工作壓力、作息紊亂、缺乏運動的問題，還有不小心吃進太多的 ω－6 油脂：像是沙拉油、花生油、葵花油等常見油品。

在如此誇張失衡的情況下，頭腦與身體都處於過度發炎，大腦很難不病懨懨的吧？情緒低落又怎麼能不找上門呢？

「鮭魚」是外食者方便取得的 ω－3 油脂來源之一！

ω－3 油脂就是俗稱的好油，需要注意的是，ω－3 油脂在高溫下會變質，所以採燉煮的方式最佳。「鮭魚御飯糰」就是一個便利又簡單的選擇，推薦給想喚醒大腦療癒力的你！

答案是：鮭魚御飯糰！

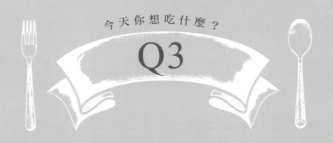

今天你想吃什麼？

Q3

就算甜度不調整、糖仍然比較少的飲料

抹茶拿鐵 VS. 紅茶拿鐵

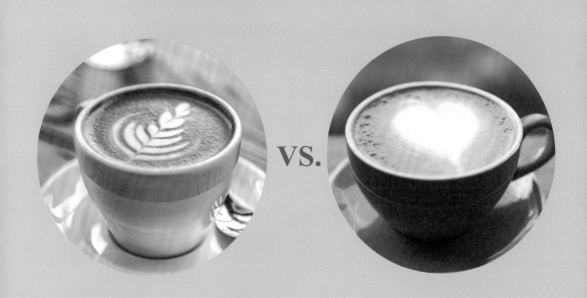

VS.

「我也知道飲料要喝無糖啊，但這樣很無聊耶！」我對面坐著是一位想減重的牙醫。

「哎……本是同根生，相煎何太急！」同樣是醫學背景的人，還這麼出難題給我……

這不只是有趣的諮詢經驗，似乎還有著吸引力法則……來上飲食管理課程的人都和我一樣，既煩惱著體態，又非常熱愛食物。面對他們經常提出的、千奇百怪的需求，我也已經見怪不怪了。

隨著知識媒體的傳播，越來越多人知道糖容易讓血糖急速上升、促使胰島素分泌，容易誘發體脂肪合成，而不利於體重管理。但台灣這個美食寶島，每天都有無止盡的誘惑，怎麼可能心如止水？所以，營養師的職責所在，便是給予有界線的自由。

也就是說，既然要喝甜的，盡可能讓糖少一點吧！

超商飲料不像手搖飲店能調整糖度，可是苦澀味越濃的茶飲，就越需要更多的糖去調和！就像是正統手沖抹茶，要佐以極甜的和菓子去平衡一般。因此，抹茶拿鐵的糖比紅茶拿鐵也多上一點哦！

所以，你猜到我怎麼回覆那位牙醫了嗎？

答案是：紅茶拿鐵！

今天你想吃什麼？

Q4

熬夜後恢復好精神

美式咖啡 VS. 芭樂

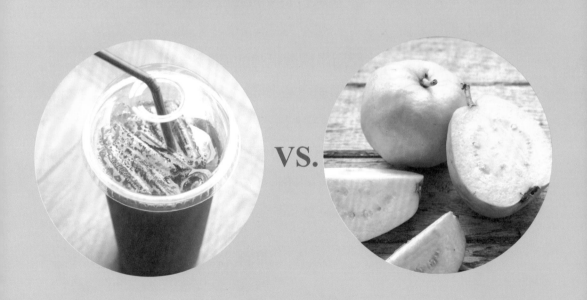

VS.

熬夜加班幾乎是現代人的常態，緊接著隔天又要繼續奮鬥，只好來杯咖啡提提神？

　　不不不！長期下來，營養師更擔心慢性疲勞纏著你不放！

　　我喜歡用「精疲力盡」來形容熬夜後的早晨。明明晚上該要休息，卻無法睡覺、拚命工作時，大腦會釋放多種荷爾蒙幫助我們撐下去。

　　其中，腎上腺素好比興奮劑一樣，能振奮我們保持精神、持續戰鬥到底。**咖啡能提神的原因之一，也是因為它能刺激腎上腺素分泌，讓全身的力氣直到被榨乾為止，都能持續被我們使用。**

　　經過一夜的苦撐，假如早上又來一杯咖啡，簡直就是叫已經全速奔馳的馬不准休息，還要鞭打牠，讓牠一刻都不能停下來，你說慘不慘！

　　熬夜後，「芭樂」反而是恢復精神的秘方！

　　這是因為分泌腎上腺素時，必須消耗大量的維生素 C。在漫漫長夜後，人體儲存的維生素 C 幾乎已經見底，在早晨吃一顆維生素 C 之王的芭樂，不僅能夠填補庫房，還能輔助身體再調度出適量的腎上腺素，讓我們再面對今天的任務！（在 P.263〈肩頸頂叩叩、疲憊不堪？這樣吃舒緩慢性疲勞〉，營養師會更詳細說明慢性疲勞哦！）

答案是：芭樂！

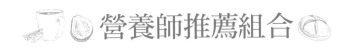 營養師推薦組合

麵包類

紅豆麵包是隱藏版的高蛋白餐點，作為一天的開機首選，當之無愧！也請記得避開可頌、丹麥、菠蘿等高油脂麵包，身體才會更輕盈！

飯糰類

御飯糰熱量都不高，蠻適合減重時食用。其中鮭魚飯糰富有 $\omega - 3$ 油脂，適度補充能恢復大腦機能、緩和情緒低落。

飲料

無糖飲料為優先。想喝有甜度的飲料時，要注意苦澀的抹茶、重烘焙的咖啡等須調入較多糖去平衡風味。

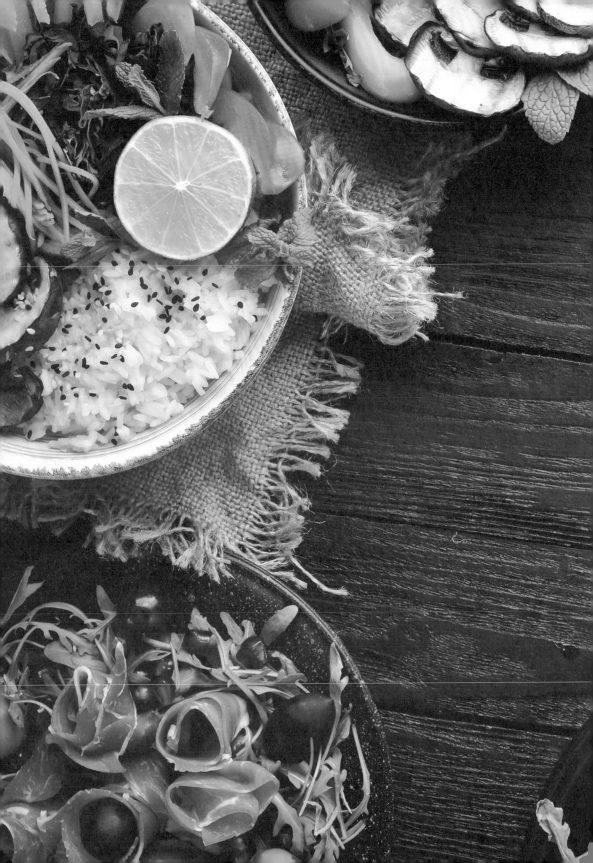

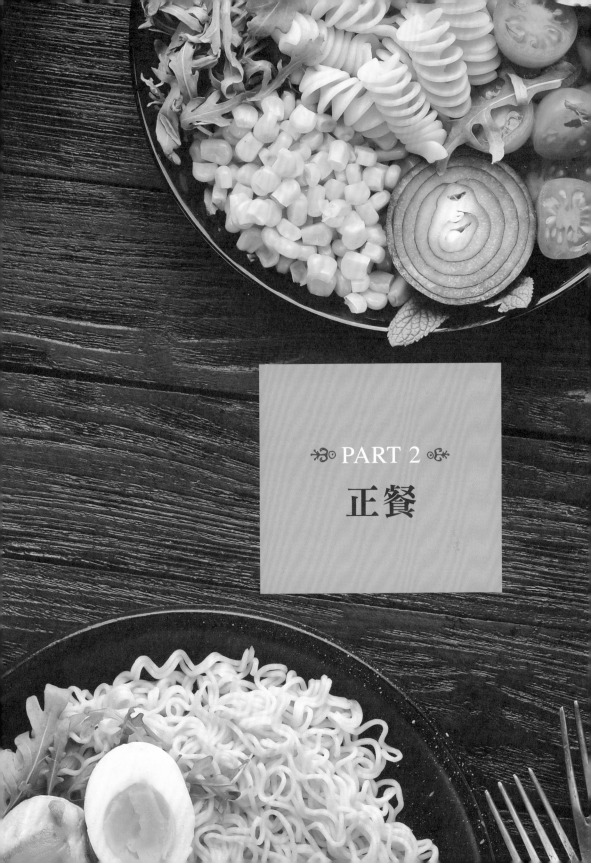

PART 2

正餐

The
便當篇

正餐是補給體力的一餐，沒吃飽更容易變胖！
讓我們先來破除關於澱粉的迷思，
再來看看便當店裡，有哪些外食容易出現的盲點呢？

帶你爽吃美食又能瘦，才是營養師！

對於澱粉的迷思

「老闆，我要牛肉河粉、不要河粉！」

你沒看錯，這真實發生在我前面一位點餐的小姐身上。當時我跟你一樣錯愕，只有老闆淡定的說：「好，牛肉湯一份！」

近來低醣飲食開始流行，有越來越多人聞澱粉色變。但，吃澱粉真的千錯萬錯嗎？在營養師的觀察中，**沒吃飽才是讓你越來越胖的主因！**

醣類俗稱澱粉，在國民健康署的食物分類中，包含以下的種類：

米麥類：稻米、小米、紫米、黑米、糯米、小麥、藜麥、燕麥、
　　　　蕎麥等

根莖類：地瓜、馬鈴薯、山藥、蓮藕、芋頭等

雜糧類：栗子、蓮子、薏仁、玉米、菱角、豌豆仁、皇帝豆、
　　　　南瓜等

乾豆類：紅豆、綠豆、花豆、蠶豆、鷹嘴豆等

吃過量澱粉確實會讓我們變胖，可是它的兩大重要功能是不容忽視的：

身體主要的能量來源

人的生理結構十分神秘，光是代謝澱粉的消化酵素就有好多種，甚至從嘴巴就有分解醣類的酵素，目的是為了將這類食物做最有效的利用。

不僅如此，大腦神經和紅血球還特別任性，幾乎只吃醣、不太接受其他的能量（像是脂肪、蛋白質等）。

除非是**餓得非常久或採取生酮飲食時，大腦才會使用酮體（一種非主要的能量型式）作為能量來源**。因此，有些生酮學生會跟我抱怨，**採取生酮後，偶爾會有情緒起伏大、反應遲鈍、注意力不集中的困擾**。以某種層面來說，**這也可以看成大腦沒吃飽的過渡期。**

醣類作為主要的熱量來源，不僅具備易取得的便利性，同時也能快速供給全身能量，是相當經濟實惠的選項！

節省蛋白質消耗

身體的營養素以供應熱能優先，當攝取熱量不足時，飲食中的蛋白質、或者肌肉的蛋白質會被分解產生能量，導致蛋白質無法修補與建造身體的器官組織。

這是一件非常可惜的事！因為人體 90％以上的細胞都仰賴蛋白質的製造與維護，所以蛋白質對我們來說是極珍貴的資源，盡可能不要浪費。

舉例來說，現今最熱門的膠原蛋白，不僅能保持皮膚彈潤，也與關節的潤滑、肌肉的張力、骨骼的結構等有關。

大家來推想一下，在熱量不足的情況下，我們努力地吃很多膠原蛋白，希望讓皮膚青春又美麗，然而身體可不這樣想！他都快餓死了，哪管得著要做什麼肌膚修護？當然是全部燒成熱量，先救活自己比較重要！

　　換言之，當醣類能提供足夠的能量，就可避免蛋白質作為熱量來源被消耗，更能維持蛋白質修補與建造身體的功能！

　　綜合以上，營養師給瘦身外食族的建議是：**減重記得要吃飯**！完全不吃澱粉會容易餓，讓我們忍不住去吃餅乾、零嘴止饑，但……那些小魔鬼輕輕鬆鬆就能抵過一碗飯的熱量了，胖了肚子又傷身，多不划算吶！

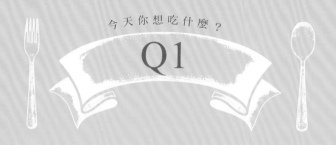

今天你想吃什麼？

Q1

就算整個吃光，熱量還是比較低的飯盒

懷舊排骨 VS. 蜜汁烤雞

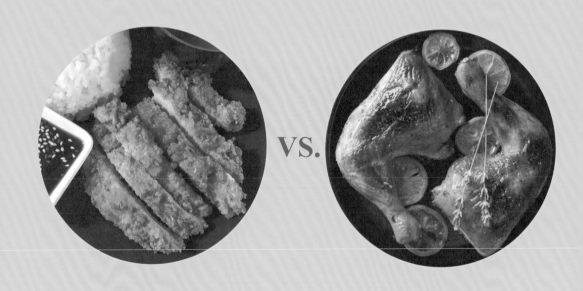

有基礎飲食觀念的人看到這題時，多半都會選蜜汁烤雞，因為雞肉屬於低脂白肉，熱量比紅肉（豬肉、牛肉、羊肉）低。

　　不過……事情有這麼簡單就好了！

　　中式料理之所有好吃，在於富有變化的烹調手法，更能將食物提升出新的魅力！其中的醬汁，更是添加風味的一種作法。

　　以蜜汁為例，它是以大量的麥芽糖拌入豆瓣醬、醬油、番茄醬、蠔油等調製而成，你光是看看這些食材的名字，就能想到它為食物加上多少的熱量吧？

　　透過這次的選選看，不僅想扭轉「白肉一定好棒棒」的迷思，也很想為紅肉伸冤，它所含有的鐵、鋅等礦物質，對身體健康與體態管理也很重要，真的沒有這麼可怕！

答案是：懷舊排骨！

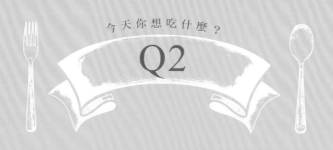

今天你想吃什麼？

Q2

偽裝成蔬菜的配菜

清炒豌豆 VS. 鮮炒玉米粒

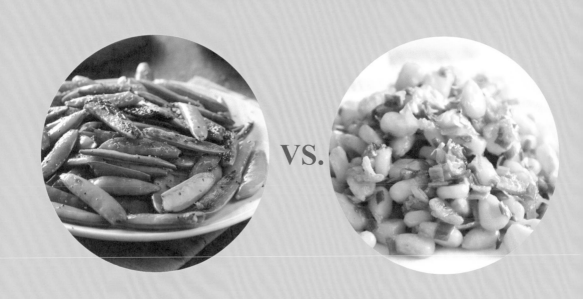

VS.

每次演講我都會講這位阿姨的故事：「營養師，我都吃得很清淡，但怎麼都瘦不下來？」

每次聽到這樣的開場白，我一定會更仔細去檢視她的日常飲食，絕對有什麼地方出包，不然怎麼可能瘦不下來呢？

於是，很有趣的事情就發生了。在阿姨的飲食回顧中，某種食物很頻繁地出現，除了三餐外，在下午和消夜時間也經常登場。

「阿姨，我發現妳很喜歡吃玉米耶！」

「對啊！因為有時候會餓，我都把玉米當成點心，反正玉米是蔬菜啊！」

「我終於找到妳瘦不下來的原因了，玉米其實是澱粉哦！」

我才一說完，換她慘叫出聲了。她一直解釋是某位朋友靠吃玉米瘦了八公斤，想說應該能如法炮製，沒有想到事實的真相竟然如此殘忍。

玉米不是蔬菜，它是澱粉。尤其有些餐館為了製備快速，選用事先經過烹調、加入糖去提味的玉米罐頭替代新鮮玉米，熱量又比新鮮玉米高上一些。

然而，**玉米長不大的好兄弟——玉米筍**，它真的就是蔬菜了！差一個字，實在差很多！

「搞不好妳的朋友是吃玉米筍哦！可能漏聽一個字吧！」我說完，她又笑出來了。

答案是：鮮炒玉米粒！

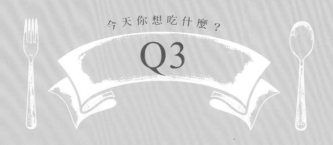

今天你想吃什麼？

Q3

不是綠色的蔬菜

柴魚滷蒟蒻絲 VS. 醬滷海帶結

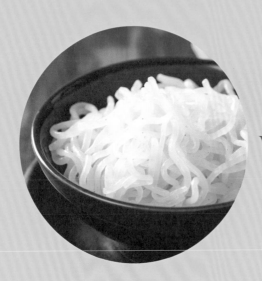 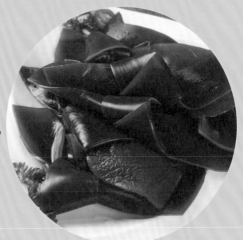

有次討論外食的議題時，某位編輯這樣跟我說：「上次妳在講座說海帶是蔬菜的時候，我其實蠻驚訝的，很多人以為蔬菜都是綠色的！」非常謝謝她給予我的靈感！以營養師的角度去看食物時，總覺得理所當然，每次與諮詢學生或工作夥伴交流時，所得到的想法和意見，真的非常寶貴！

　　以下是常見、卻不是綠色的蔬菜，我將它們列出來讓大家參考：

紅色：「紅蘿蔔」炒蛋、「番茄」炒蛋、清炒「彩椒」、炒「紅鳳菜」

黑色：「香菇」鑲肉、「鴻禧菇」炒肉絲、薑絲炒「木耳」、醬滷「海帶結」

白色：「桂筍」炒肉絲、燉「白蘿蔔」、炒「黃豆芽」、「白菜」滷、「苦瓜」小魚乾、柴魚滷「蒟蒻絲」

　　提到「蒟蒻」也要申明一下，因為它時常加工到果凍裡，讓許多人誤以為是果膠。其實蒟蒻的原型是一種塊莖草本植物，有點類似芋頭，經過磨碎、水洗、加鹼、煮沸後，才加工成我們食用的樣貌。蒟蒻算是廣義的蔬菜，其中富含的膳食纖維，甚至比高麗菜還多哦！

答案是：以上皆是！

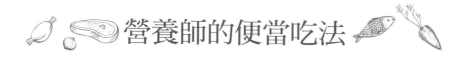 營養師的便當吃法

以不餓為前提，自行調整飯量

從八分飽到全飽的階段，胃其實還是能塞進很多東西，但如此一來，卻又吃進太多不必要的分量。

在這樣的基礎上，就能依照飽足感去調整飯量了！有許多學生跟我分享失敗的減重經驗，其中一個原因是：當被告知只能吃半碗飯時，吃到最後一口反而更不飽，之後很容易失控亂吃，然後就自暴自棄了。應該蠻多人也有這樣的經驗吧？

因此，「以不餓為前提，自行調整飯量」，才是能持續瘦身的不二法門。

白肉紅肉都可以，了解目的後安心吃

白肉和紅肉是以生肉的色澤來區分，因為肌肉裡的肌紅素在家畜裡比較豐富，所以看到屠體的豬、牛、羊等肉質才會呈現鮮紅。而家畜多數的肉比起家禽保有較多脂肪，因此，白肉的脂肪比紅肉低、熱量也比紅肉少，我們才會常聽見：減重選「白肉」較佳。

白肉泛指家禽和海鮮，優點是低脂、蛋白質豐富；但肉質較乾硬，時常搭配醬汁去烹調，所以要小心：蜜汁、宮保、糖醋等作法，很容易讓熱量超過紅肉！

如果容易喘、疲累虛弱、頭暈不適、四肢冰冷的朋友，試試看

一天吃一個手掌心大小的豬里肌、排骨、牛腱、毛肚等中脂紅肉，維持好體力更能有效減重。

該怎麼快速區分白肉和紅肉？

上面的文字你看過了，但看到菜單時一樣傻傻分不清楚？有個簡易的方式幫大家記憶：**白肉是兩隻腳或沒有腳、紅肉是四隻腳**。

兩隻腳的家禽（雞、鴨、鵝等）、沒有腳的海產（魚、蝦、貝等）是白肉；紅肉則是四隻腳的家畜（豬、牛、羊等）。

不過，這是個有瑕疵的口訣……某次受邀至台大演講時，底下有聽眾舉手發問：「可是……章魚有八隻腳耶！」

全場哄堂大笑，看來這也是另類的記憶點，當天所有的人都記得海鮮是白肉了！

紅肉有什麼營養價值是白肉無法相比的嗎？

以牛腿和雞腿相比，**牛肉的鐵是雞肉是 2 倍之多！**

根據最新的國民營養調查顯示，19 歲以上女性，有高達 20% 有貧血的困擾。

多數人以為缺鐵就是貧血而已，實際上某些生活小毛病也有所關聯。其實你可能在缺鐵，卻渾然不覺：

□ 疲勞還伴隨虛弱，有時手突然無力，沒辦法扭開瓶裝水的瓶蓋，或突然腳軟而絆倒

□ 不僅臉色蒼白，甚至連下眼瞼的內側都沒有什麼血色

☐ 無規律的頭痛或頭暈，但深呼吸後就會緩解一些

☐ 日常活動都容易喘，即使是起立蹲下、小跑步、爬樓梯都會呼吸急促

☐ 心悸、心跳加速。在沒喝咖啡或緊張之下，未觸摸胸口卻明顯感覺心臟的跳動

☐ 手腳常態性冰冷，即使是夏天，四肢溫度也比一般人低

☐ 免疫力不佳，反覆感冒、細菌感染、經常生病

如果上述的項目勾選超過三個，建議至家醫科診所做健康檢查，確認是否有缺鐵性貧血。

相反的，如果只有輕微狀況的話，先試試看一天吃一個手掌心大小的紅肉來補補鐵吧！

小心偽蔬菜

鮮炒玉米粒、燴三色豆、糖蜜南瓜、拌馬鈴薯泥、螞蟻上樹（肉末炒冬粉）、芹菜炒甜不辣等都是常見的偽蔬菜、真澱粉。吃這些菜餚時，記得替換部分的白飯，不然會吃進太多的澱粉！

另外，非綠色仍是蔬菜的配菜，一樣也能安心吃哦：像是紅色的紅蘿蔔炒蛋、清炒彩椒、炒紅鳳菜等；黑色的香菇鑲肉、筍絲炒木耳、醬滷海帶結等；白色的桂筍炒肉絲、燉白蘿蔔、炒黃豆芽、白菜滷、苦瓜小魚乾、柴魚滷蒟蒻絲等。

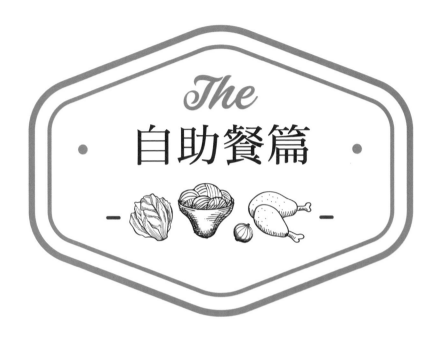

The

自助餐篇

身為三大國民外食之一的自助餐，
有多樣化的菜色、親民的價格，是減重者的用餐好去處！

在挑選菜餚前，也別忘記注意餐廳是否有過重的油煙味。
有部分餐廳會使用回鍋油製菜，
這類二度加熱後的油脂易產生油耗味、有害物質，
即使是均衡營養的食物，也會吃進負擔。
接下來，看看你有沒有踩雷吧！

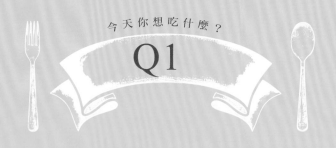

今天你想吃什麼？

Q1

好想吃重口味，熱量卻比較低的肉

❖

糖醋雞丁 VS. 三杯雞丁

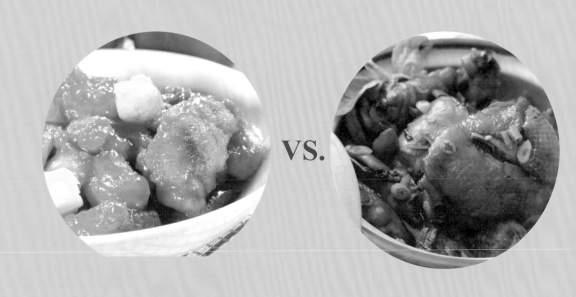

VS.

帶你爽吃美食又能瘦，才是營養師！

糖醋雞丁吃起來酸酸甜甜，讓人誤以為它是個小可愛，其實卻是自助餐店裡的熱量魔王！

所謂的糖醋，是先將肉裹粉後油炸，在酥脆表皮，燴上用糖、番茄醬、醋、米酒調製的勾芡醬汁，有點類似韓式炸雞。

透過多層次的調理，讓它的風味能有雙層享受，但比起白斬雞，熱量也是雙倍肥滿；而三杯的作法，則是將肉沾薄粉去炸，佐以薑、蒜、九層塔、醬油、麻油、米酒炒至收汁。

兩者的差異就是醬料。要料理出酸甜的口味，所需要添加的糖可能遠超乎你的想像！番茄醬裡也含有不少的糖哦！

中式料理中，肉類大多要先油炸來鎖住肉汁，再搭配不同比例的調味料以及辛香料，造就千百種的口味，堪稱色香味俱全的代表。因此，「好吃的東西就容易胖」，絕不是空穴來風！

但，若我們因此只能吃水煮料理，那也太可憐了！就讓營養師來為大家整理，在自助餐也能安心吃的輕熱量菜餚吧：

豬肉：馬鈴薯燉肉、香菇鑲肉、菜瓜肉圓、蔥燒排骨

牛肉：滷牛腱、芥蘭炒牛肉、黑胡椒牛柳

雞肉：白斬雞、滷雞腿、蔥油雞腿、三杯雞肉

海鮮：豆苗蝦仁、蛤蠣絲瓜、芹菜炒花枝、豆鼓鱈魚

答案是：三杯雞丁！

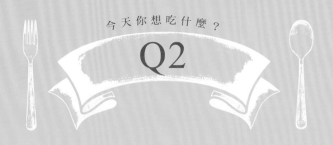

今天你想吃什麼？

Q2

最佳瘦身得力助手的豆製品

紅燒豆腐 VS. 醬滷豆皮

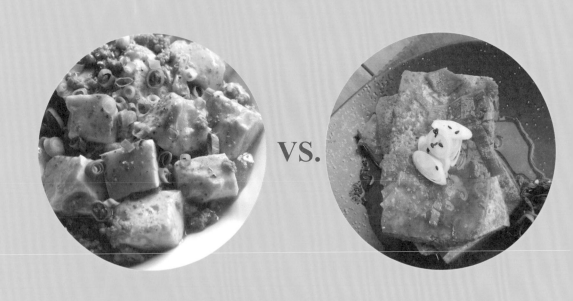

VS.

「營養師，但是⋯⋯紅燒豆腐有勾芡耶！」

「沒錯！不過⋯⋯可惜的是豆皮被油炸過，所以勾芡只是小事～」我手比著 OK 回答。

醬滷豆皮吸著飽滿的湯汁，一口咬下軟嫩的豆皮，實在是入味又清爽，因為吃起來沒有油膩感，很難想像豆皮竟然被炸過！然而，豆皮比豆腐更容易吸湯汁的原因，也就是豆製品經油炸後，結構組織會有細小孔洞，才能將滷汁緊緊留住。

換句話說，**即使勾芡會增加些許熱量，但比起本身自帶油脂的食材，更需要小心這些減重陷阱！**豆製品普遍被認為是瘦身的得力助手，卻有三位自助餐裡的假好人：

滷三角豆腐：三角豆腐、油豆腐也是油炸的豆製品，熱量也不
　　　　　　容小覷！

涼拌百頁豆腐：目前大量生產的百頁豆腐，多半是以大豆蛋白
　　　　　　粉為基底，再混入澱粉、大豆油和食品改良劑
　　　　　　等凝固而成。即使是非油炸豆製品，但脂肪仍
　　　　　　然很高。

糖醋豆包：上一題介紹過糖醋醬的可怕，又搭配上油炸過的豆
　　　　　　包，這一道菜的熱量實在不好說⋯⋯

除了上述的以外，不論是紅燒豆腐、麻婆豆腐、滷板豆腐、煎

雞蛋豆腐等，你想吃什麼就吃什麼！

營養師悄悄話

　　有許多人問：豆包與豆皮 VS. 腐竹與嫩豆皮該怎麼區分呢？

　　豆包與豆皮的特色，是外皮顏色較深；而腐竹、嫩豆皮未經油炸，所以內外層都是同樣顏色。口感上來說，豆包、豆皮還是比腐竹、嫩豆皮結實。

　　大多在自助餐販售的菜餚，多以豆包、豆皮為主，是因為油炸製品本身水分少、易於保存的緣故。

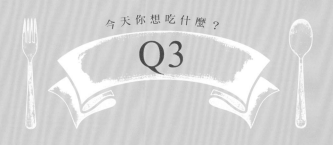

今天你想吃什麼？

Q3

先天沒問題，烹調後出問題的吸油蔬菜

魚香茄子 VS. 炒空心菜

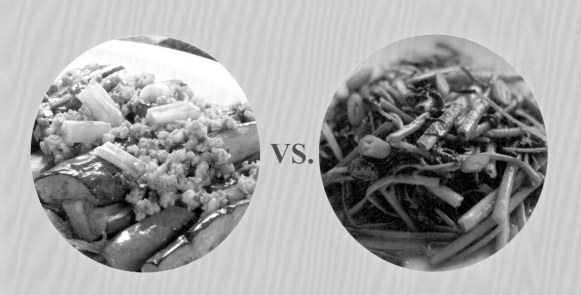

VS.

茄子因表皮有花青素而呈現紫色，但**這類花青素不穩定、容易變色，所以廚師會先將茄子炸過保色，以維持賣相。**然而茄子屬於較柔軟、結構疏鬆的蔬菜，就好比海綿一般，所以油炸固色時，茄子也正在大口吸油。

而自助餐的廚房講究快速，有時無法好好瀝油，就和蔥、薑、蒜、肉末大火快炒成魚香茄子。因此在盛菜的大鐵盤上，往往發現茄子油油亮亮地，閃著紫色的光芒……這就是高熱量的象徵。

對於喜歡茄子的朋友，涼拌茄子是很好的選擇！燙茄子時會以白醋取代油炸保色，就不用擔心吃到太多油了！

至於空心菜，因為菜梗中空，常被誤解成吸油蔬菜；其實空心菜梗組織很結實，不會吸入太多油脂的！請大家安心吃！

答案是：魚香茄子！

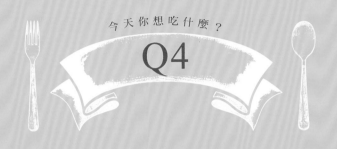

今天你想吃什麼？

Q4

同樣吃一口卻比較高纖的清腸蔬菜

炒四季豆 VS. 炒青江菜

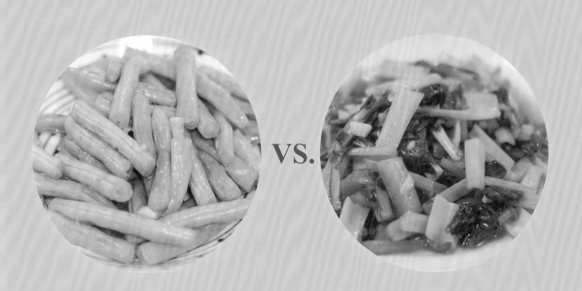

VS.

大部分的人會以為葉菜類蔬菜纖維較多，但事實上四季豆有豆莢，吃起來比較粗糙，纖維也比葉菜類更多。

膳食纖維由於不易被消化，所以能使消化酵素就無法快速分解食物，**達到穩定血糖的效果，有助於體重管理**。

此外，要從腸道排除時，還會纏著其他的垃圾一起丟掉，比如膽固醇的代謝廢物——膽酸。時常清理腸道的膽酸，能保持膽固醇轉變成膽酸的順暢，**進而達到降低膽固醇，預防心血管疾病的效果**。

最後一點，膳食纖維能**作為腸道益生菌的食物，維護腸道健康**。習慣補充益生菌的朋友，也別忘記攝取足夠的纖維來餵飽益生菌，吃菌也養菌，更能維護腸道健康。

蔬菜中也有各式維生素、礦物質、植化素等，在自助餐中有多種加入清腸蔬菜的菜餚可選擇：

涼拌類：柴魚佐秋葵、黑芝麻牛蒡、蒜末海帶芽、涼拌竹筍
清炒類：金沙茭白筍、青椒炒肉絲、韭菜魷魚、炒地瓜葉、炒紅鳳菜、炒四季豆
湯品類：紫菜蛋花湯、香菇雞湯、桂筍肉絲湯、黃豆芽排骨湯

答案是：炒四季豆！

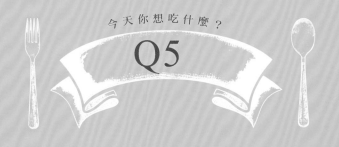

今天你想吃什麼？

Q5

高效吸收胡蘿蔔素的護眼吃法

紅蘿蔔排骨湯 VS. 紅蘿蔔炒蛋

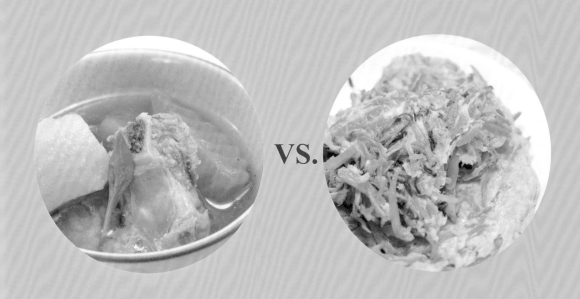

VS.

提到保護眼睛的食物，大家都會想到紅蘿蔔，但其實維生素 A 才是守護眼睛的關鍵營養。（不敢吃紅蘿蔔的人，在 P.260〈你是 3C 族卻討厭紅蘿蔔嗎？放心！護眼食物還有好多種！〉中，營養師會提供更多方法來顧目啾哦！）

紅蘿蔔裡的胡蘿蔔素是維生素 A 的前驅物。如果維生素 A 是大人，胡蘿蔔素就是小朋友，即使大人的力氣比較大，但只要好好引導，小朋友也是能敵過大人的！

那麼，胡蘿蔔該怎麼吃更能照顧眼睛呢？

首先，**紅蘿蔔越碎，吸收效果越好**，例如：切丁、細絲、泥狀。此外，在**混合油脂**的情況下，胡蘿蔔素會有利於吸收、被人體使用。最後經**充分加熱**後，更能讓胡蘿蔔素完全釋放。因此，「紅蘿蔔炒蛋」的營養比切塊的紅蘿蔔湯、無油的紅蘿蔔汁、紅蘿蔔沙拉棒更好吸收哦！

答案是：紅蘿蔔炒蛋！

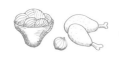 營養師的自助餐吃法

以不餓為前提，飯量可自行調整

自助餐裡的紫米飯、五穀飯、糙米飯有較多的纖維，比起白飯更適合當作減重的主食。不過，有些店家並未供應，也不需要勉強去找，以方便取得為前提就可以囉！

避開油脂爆表的肉類和豆製品

炸物：炸豬排、炸雞腿、炸豆腐、糖醋雞丁、糖醋排骨

隱藏油脂：醬滷豆皮、滷三角豆腐、涼拌百頁豆腐、糖醋豆包

萬一真的很想吃的話，記得準備好 30 分鐘去跑步哦！

至少挑選三種蔬菜

有些學生跟我說：「自助餐採秤重，吃菜太不划算。」

但如果……把時間軸拉遠一點看呢？因為覺得蔬菜太貴、捨不得買，長期累積下來，結果小腹突出、便祕水腫、皮膚蠟黃，出現更多為難的狀態；萬一身體還因此生病了，不是省了飲食費去付醫藥費嗎？如此想想，選擇高纖蔬菜反而是 CP 值超高的作法吧！

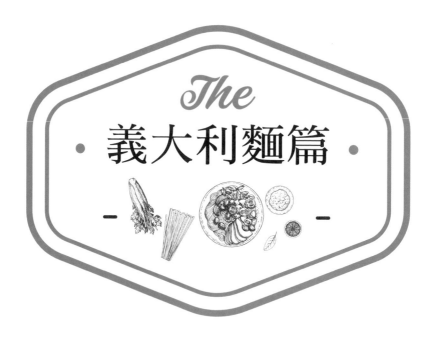

The
義大利麵篇

男女老少都接受度很高的異國料理。
以不同的麵體配合橄欖油、番茄醬、奶油醬、羅勒醬，
再搭乘雞肉、肉丸、海鮮等主菜和蔬菜，
就是一道簡單卻豐盛的麵食。

一般人常認為西式料理不利於對減重，
我卻時常選擇它作為工作餐，到底營養師會怎麼吃呢？

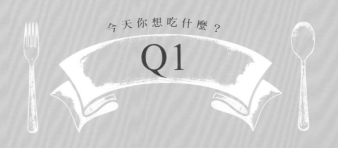

今天你想吃什麼？

Q1

最輕熱量的麵類

◇

白酒蛤蜊麵 VS. 番茄嫩雞麵

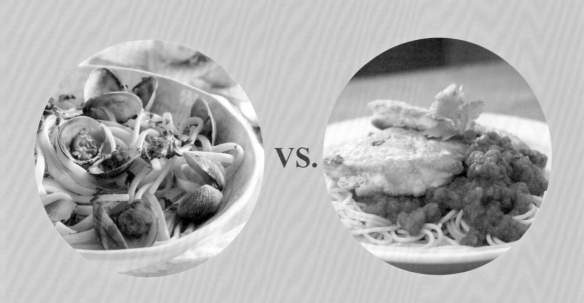

 VS.

取適量的橄欖油和大蒜、辣椒、洋蔥、羅勒拌炒，起鍋前再加進蛤蜊、白酒，歸類在清炒類的白酒蛤蠣義大利麵，是最經典的義式料理。

　　在台灣，還有例如：蒜味辣椒麵、蒜香小捲麵、田園時蔬麵等各種變化版本，這些都是最輕熱量的代表！一份約在 550 ～ 600 大卡。

　　番茄嫩雞麵的作法和清炒非常類似。但講究的紅醬除了番茄丁外，還會透過番茄罐頭或番茄醬提升濃醇風味。

　　罐頭包裝的番茄，不論是帶皮、切片、切碎、糊狀的形式，大多味道偏酸、顆粒感明顯；而市面常見的番茄醬酸中帶甜、質地光滑，這類產品在加工時，**會添加高果糖玉米糖漿去調味**，這也是熱量的差異之處。（在 P.157，我會更完整說明高果糖漿不單會造成肥胖，對於肝臟的殺傷力也很大！）

　　一般的平價的紅醬義大利麵因成本考量，所以多使用番茄醬，如果搭配低脂白肉做成番茄嫩雞麵、番茄鴨胸麵、番茄鯛魚麵等，一份約在 600 ～ 650 大卡。而最具代表性的番茄肉醬麵是以高脂的豬絞肉做成，大約在 750 大卡左右。

　　因此，清炒類的義大利麵配上白肉，是最瘦的選擇喔！

答案是：白酒蛤蠣麵！

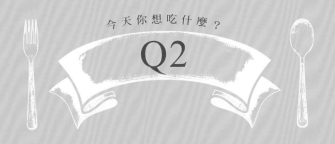

今天你想吃什麼？

Q2

吃膩清炒和紅醬，熱量相對較低的麵類

青醬鮮蝦麵 VS. 奶油鮭魚麵

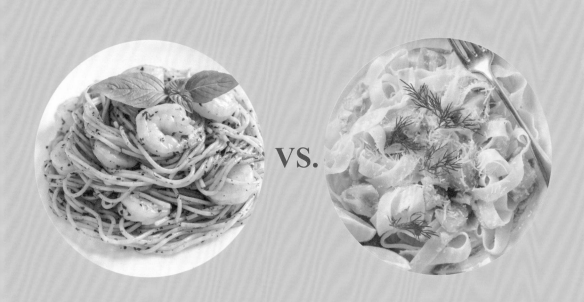

VS.

正統青醬是以羅勒、松子、橄欖油、蒜頭、鹽等攪打而成。松子屬於油脂的堅果類，是含有 70% 脂肪的高油堅果，所以青醬的熱量比紅醬高、卻比白醬低！

香氣逼人的白醬，光使用牛奶、奶油怎麼夠？液態鮮奶油才是靈魂角色！加入澱粉糊化後形成的就是白醬。這麼一來，大家都能秒懂白醬的熱量多嚇人了！

可是平價義大利麵的青醬，多是以白醬加入九層塔製成，所以熱量會跟白醬差不多，一份奶油鮭魚麵約在 750 ～ 800 大卡，正統作法的青醬鮮蝦麵則約在 650 ～ 700 大卡。

正統青醬裡的橄欖油，縱然和奶油、鮮奶油一樣都是油脂，所產生的熱量也一樣多，其中含有的單元不飽和脂肪酸卻能減少血液中的壞膽固醇（LDL）。

而奶油、鮮奶油等動物油脂則和橄欖油的作用相反，不但容易製造過多的壞膽固醇，讓血脂沉積在血管壁上，更會誘發周圍的組織發炎，進而造成血栓，導致腦中風、心肌梗塞等問題。

不論是清炒、紅醬、正統青醬，都會比白醬給予身體的衝擊小很多，推薦給喜歡義式料理的你。

答案是：不一定！

「白醬與正統青醬最多差 100 大卡而已，那當然要吃白醬啊！」數學很好的減重學生經常會告訴我這個結論。

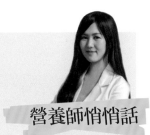

熱量計算是最簡易體重管理的方式。針對減重初段班，我也常藉由這個觀念，帶大家在博大精深的營養世界裡，掌握該怎麼吃。

不過，在過去的諮詢經驗裡，我發現一個有趣的現象，每當我問對方：「為什麼想要變瘦呢？」除了健康因素之外，蠻多人是想變美變帥更有自信、為了穿婚紗拍照、實現八塊肌的夢想等。

這些原因的背後，我們會發現很少人是想越瘦越好的。

我很愛向學生提問：「如果你成功瘦下來了，可是每次生理期都頭痛腰痛肚子痛，甚至還容易掉頭髮變成禿頭，這樣你還要瘦下來嗎？」每個人都說怎麼可能為了減肥搞成這樣。

很遺憾的是，我真的接手過幾位極端的案例，所以總是格外小心。

熱量加減只是幼幼班的減重方式，更重要的是，透過飲食恢復身體的正常機能，讓我們度過嚮往的生活。

想當年 18 歲，我們熬夜一天，隔天也都生龍活虎；現在一天沒睡好，不只哈欠頻頻、一閃神還會睡著。

有人常笑說，那是因為老了嘛。但我們應該還希望多活十

年、二十年吧？如果現在就老了，到了真正的中高齡時要怎麼辦？

　　身體就像是車子，新車跑得快、不論上坡下坡都很安心；但老車就不一樣了，光開在馬路上都擔心它會熄火。有保養的車子就不一樣了，即使開了十多年，還像新車一般的也大有「車」在！也請你現在開始試試看，幫身體做出更好的選擇吧！

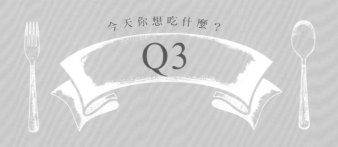

今天你想吃什麼？
Q3

看不懂菜名也沒關係，分辨輕熱量的麵類

波隆納肉醬斜管麵 VS. 馬德里臘腸直麵

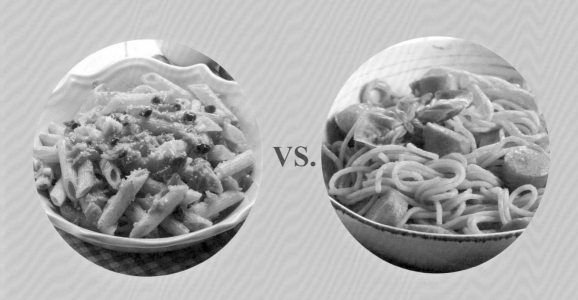

VS.

我是個不擅長地理的人，看到有地名的菜名也完全無法聯想它的味道，老被朋友笑稱是沒有文化的人。

根據廚師朋友的說明，台灣習慣將波隆納、馬德里、拿坡里等地名用來形容紅醬，而西西里則以清炒的方法居多。而每家餐廳的用法也不一致，和服務生確認最精準。

此外，由於義式料理的肉品，不像中餐或和食有層次複雜的烹調法，除非是油炸的肉類，不然都是白肉比紅肉低熱量。

在這題的選項中，肉醬和臘腸都屬於高脂肉，沒有什麼好比較的。如大家所猜想，**這題選擇的核心就在於「麵體」。**

雖然麵條因體積不同，熱量也有些微差異，**但其中最關鍵的，其實是吸附醬汁的程度。**

越有立體空間的麵，像是斜管麵、貝殼麵、螺旋麵、通心粉、車輪麵、字母麵等造型麵，**因容易吸附醬料，所以熱量也相對偏高；**圓麵、扁麵、墨魚麵、天使細麵、雞蛋寬麵、菠菜寬麵等長型麵，因包覆醬汁會較少，熱量也會較低。

答案是：馬德里臘腸直麵！

帶你爽吃美食又能瘦，才是營養師！

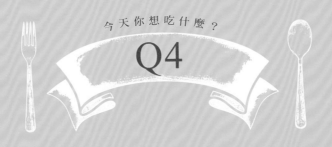

今 天 你 想 吃 什 麼 ？

Q4

同樣是黑松露奶油蕈菇醬，熱量能低一點的餐點

燉飯 VS. 圓麵

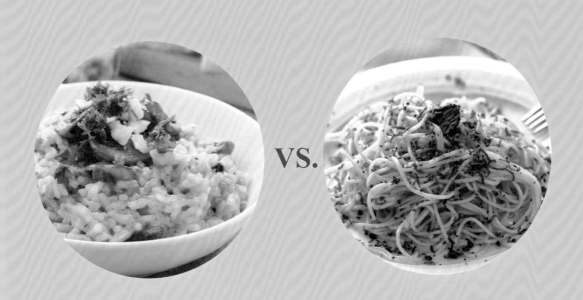

VS.

「營養師，我懂白醬的可怕，但還是想吃……該怎麼辦？」剛被我叮嚀完的減重學生，張著水汪汪的大眼問。

誠如前題所說，**表面積較大的主食會吸附醬汁，熱量也較高**。因此比起麵條，更容易把醬汁「吸好吸滿」的飯粒自然熱量驚人！

為了我們的身型和健康著想，兩週只吃 1 次白醬，也要記得選最不容易吸附醬汁的圓麵哦！

> ### 答案是：圓麵！

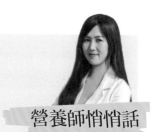

營養師悄悄話

我剛到醫院實習時，曾滿懷著熱情對糖尿病友做衛教，總覺得對方這麼迫切，一定能乖乖聽話吧？但現實卻恰恰相反，血糖控制得更差、甚至不願意再來門診的病友占了多數，讓我非常沮喪。

飲食是一種生活習慣，如果無法讓營養觀念融入到對方的生活裡，那不過是無關痛癢的知識而已。因此，即使我會義正嚴辭的和學生說健康理念，卻也為每個人微調適合的方式。當真心喜歡並接受之後，我們才容易自然而然做下去，產生真正的改變，對吧？

營養師的義大利麵吃法

義大利麵所使用的杜蘭小麥，是蛋白質較多的麥種，每 100 克義大利麵約有 14 克蛋白質，是白米的蛋白質 2 倍。針對要減重者，蛋白質要攝取足夠，所以義大利麵比起白飯、白麵是更好的選擇！

醬汁

清炒、紅醬、橄欖油青醬、白醬，熱量依序由低到高。其中，白酒蛤蠣、蒜味辣椒麵、蒜香小卷麵、田園時蔬麵等，這幾道是最輕熱量的代表。

肉品

除非是油炸的肉類，不然都是白肉比紅肉低熱量，例如鮮蝦、小卷、墨魚、花枝、鯛魚、鮭魚、嫩雞、鴨胸等。

主食

圓麵、扁麵、墨魚麵、天使細麵、雞蛋寬麵、菠菜寬麵等長型麵，包覆醬汁會較少、熱量較低，也請盡量不要選擇燉飯類。

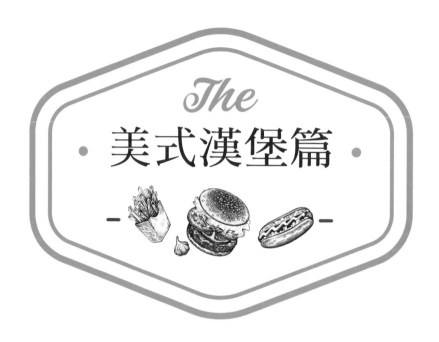

The
・美式漢堡篇・

層層疊疊的美式漢堡，一手抓不滿、一口裝不下！
起司醬混 BBQ 醬的雙醬淋在肉排上，
再夾入清爽解膩的焦糖鳳梨、香甜反差的顆粒花生醬、
焦脆香酥的培根末、肥嫩飽口的鵝肝……
被笑稱是心臟病漢堡也完全不為過，
畢竟這樣一顆漢堡逼近 1500 大卡！

但是！在營養師這裡，沒有不能吃的東西！
減重當然也可以吃漢堡！

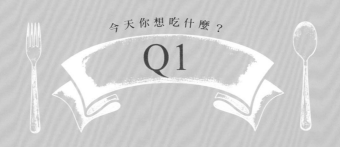

今天你想吃什麼?

Q1

輕熱量的漢堡

塔塔醬魚排堡 VS. 起司牛肉堡

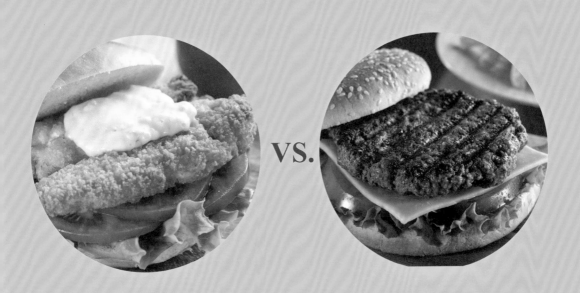

VS.

大多數漢堡的雞肉或魚肉很少會乾煎，而是裹粉油炸為主，像是鱈魚堡、鮭魚堡、咔啦雞堡等；反倒是乾煎的牛肉排、豬肉排，熱量會比較低。若煎製肉排不是超過 6 盎司的「重量級」，熱量會比炸類來得低（一般速食店的普通尺寸漢堡是 4 盎司）！

「可是，起司很油耶！」我也時常聽到學生這麼說，但多數的人難以想像，塔塔醬其實比起司的熱量高！

塔塔醬以美乃滋為基底，加入酸黃瓜、黃芥末、檸檬汁等調製，一匙約 70 ～ 90 大卡；而一片起司片約 65 大卡。**醬料理的隱形油脂往往容易被忽略，要格外小心。**

答案是：起士牛肉堡！

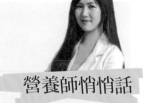

營養師悄悄話

這邊指的起司牛肉堡是單層、並非超厚的牛肉片，絕大多數菜單上的經典款就是這類。由於每家店家的麵包種類、肉排厚度、醬料多寡等，不容易估算完整的熱量，接下來我都以比較的方式，方便大家記憶。

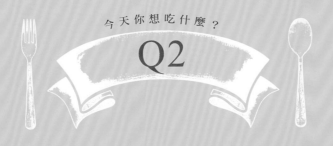

今天你想吃什麼？

Q2

最輕熱量的嫩煎雞腿堡

莎莎醬 VS. 蘑菇醬

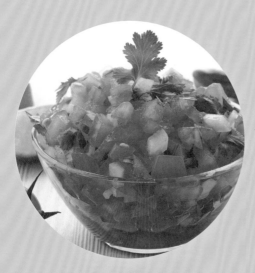 VS.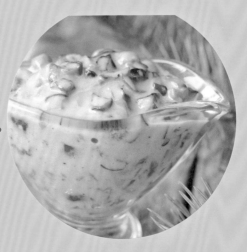

隨著健康意識的興起，有些美式漢堡店也出現了漢堡裡最低熱量的代表——嫩煎雞腿堡！即便再搭配起司、太陽蛋、酪梨片等，熱量都會比牛肉堡低。看到這類漢堡可以放心點來吃，絕不會讓你減重破功！

　　如果想再加醬的朋友，以牛番茄、洋蔥、羅勒、蒜末、辣椒末等，調入橄欖油、醋、鹽等製成的莎莎醬，一匙熱量約 10 大卡，是最安全的選項；番茄醬、黃芥末醬約在 20 大卡，至於蘑菇醬、黑胡椒醬、BBQ 醬等約 40～60 大卡左右。

　　另外，酪梨片在營養學的分類中，因為糖分比一般水果少一半，並且 100 克的酪梨有 7 公克左右的油脂，因此被歸類在油脂類。

　　一般漢堡裡放入的酪梨片約 50 大卡，即使熱量比部分醬汁還要高，但酪梨的油脂和橄欖油類似，是屬於好油、能降低壞膽固醇的種類，我反而推薦喜歡酪梨的朋友可以儘管選擇它，不需要擔心！

答案是：莎莎醬嫩煎雞腿堡！

　帶你爽吃美食又能瘦，才是營養師！

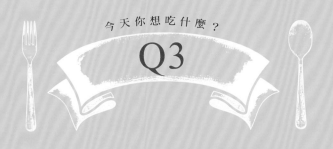

今天你想吃什麼？

Q3

輕熱量的漢堡佐料

焦糖鳳梨 VS. 熔岩花生

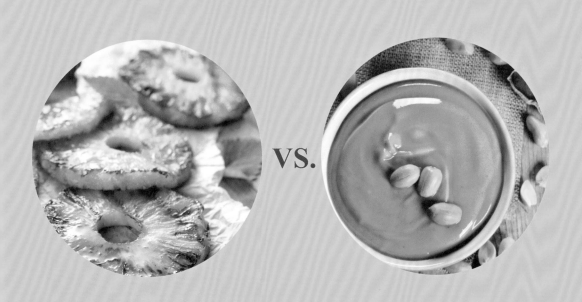

 VS.

很多人擔心起司片的熱量高，想換成其他佐料，而酸酸甜甜的鳳梨有解膩、助消化的印象，因而成為大家的心頭好。

但其實鳳梨屬於高糖分水果，一個圓片約 50 大卡，熱量不低；另外，雖然新鮮鳳梨裡的鳳梨酵素可作為消化酵素、幫助食物更好吸收，**但有助於消化吸收不表示食物熱量會變少**。

更讓人失望的是，漢堡店習慣使用罐頭鳳梨，其中的酵素在加工時已經被破壞不少，而後續做成焦糖鳳梨時，需要再以奶油、砂糖再去煎製，不僅熱量翻倍，酵素也容易被高溫破壞，變成只是添加風味的高熱量代表了。

另外一方面，100 公克的花生約有 25％的蛋白質、40％的油脂，但如果因此就把花生醬當作蛋白質豐富的食物，可就大錯特錯了！畢竟 40％的油脂也是不容小覷的！

香滑的花生醬是以花生、油、糖等加工而成，一匙約 120 大卡。更麻煩的是，花生在溫熱、高濕度的環境下容易發霉，可能會產生具有肝毒性、有致癌性的黃麴毒素，導致嘔吐、腹痛或肝中毒等症狀，在我們難以確認的情況下，請適量就好。

焦糖鳳梨、熔岩花生都比起司片熱量高上許多，減重的人非常想選的話……我會請你先捏捏自己的肚子、摸摸自己的良心再說吧！

答案是：以上皆非！

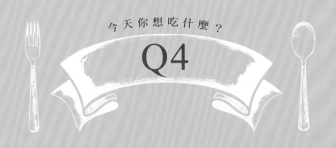

今天你想吃什麼？

Q4

輕熱量的飲料

❖

草莓奶昔 VS. 檸檬紅茶

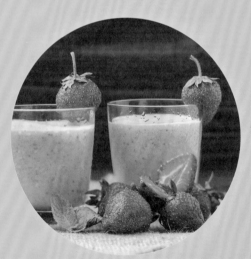 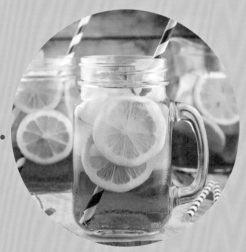

草莓是冬季的水果，即使現在有進口的莓果，但多數店家的草莓奶昔，**是以草莓果醬混合香草冰淇淋攪打的**，有著滿滿的糖和油，一杯約 400 大卡。和一杯大杯可樂的 300 大卡相比，大家瞬間就會發現誰才是魔王！

尤其熱量占比最高的香草冰淇淋很難被取代。若只加入冰塊，就不會有奶昔的滑順感，而是冰沙的粗糙冰粒感。

而一杯檸檬紅茶約 250 大卡，雖然比起無糖的綠茶、氣泡水的熱量高，但和其他的含糖氣泡飲料，例如：可樂、雪碧、芬達、七喜、蘋果西打等相比，熱量都會比較低。

答案是：檸檬紅茶！

怕胖的人可以喝使用代糖的零卡可樂，既能享受甜味，也不會產生熱量。

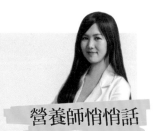

營養師悄悄話

有些人曾疑惑代糖會有致癌問題，以可樂常用的阿斯巴甜為例，安全劑量為每天、每公斤體重 50 毫克。

以體重 60 公斤的成人為例，即便一天喝下 15 罐罐裝可樂（1罐 360c.c.），也都還在安全範圍內，不必太過擔心。

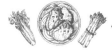 # 營養師的美式漢堡吃法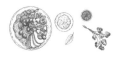

對減重者來說，吃美式漢堡根本是搬磚塊往自己的腳上砸。

但我也懂口慾來了，什麼都擋不住的心情，在此提供小撇步，讓大家好好把握美食的小確幸！

肉品

煎烤的雞腿排最佳，其次是牛肉排、豬肉排，以上都比裹粉的鱈魚排、鮭魚排、咔啦雞等的熱量少。

醬料

由於漢堡的配料較多，味道算是豐富，若能不加醬，熱量當然更輕盈。習慣使用醬料的人請以莎莎醬為優先，番茄醬、黃芥末醬其次。

佐料

雖然酪梨片的熱量不低，但屬於能降膽固醇的好油，所以營養師很推薦！太陽蛋、牛番茄、起司片也都在容許範圍內；至於焦糖鳳梨、熔岩花生，請你能放過就放過吧！

飲料

無糖綠茶、氣泡水，或使用代糖的氣泡飲料是零熱量的選擇。檸檬紅茶比起所有含糖的氣泡飲料的熱量少一些，是次等的選擇。

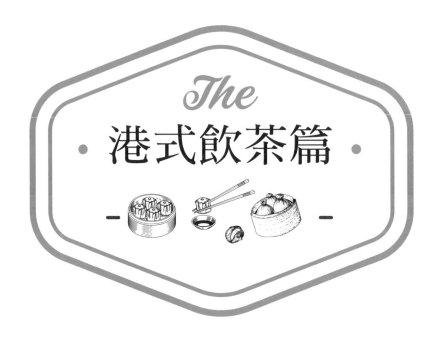

The
港式飲茶篇

目不暇給的港式小點，即使以蒸煮的方式，
但食材本身或製備所需而隱藏高量的油脂，
導致單個點心熱量約在 50 ～ 400 大卡間，
差異高達八倍之多！
可說是一口上天堂、一口入地獄的熱量大冒險！

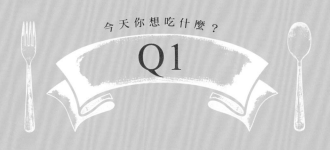

今天你想吃什麼？

Q1

輕熱量的港點

腸粉 VS. 腐皮卷

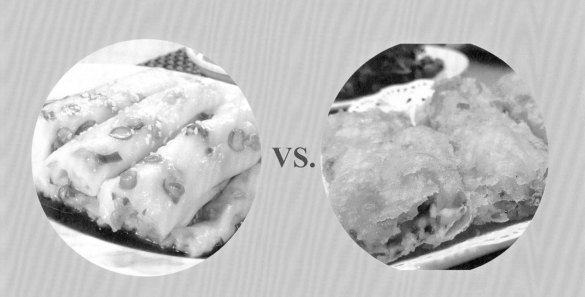

VS.

有著偏透明外皮的「腸粉、燒賣、蝦餃、潮州粉果、蒸餃、湯包」，比起薄脆皮的腐皮卷、炸春捲、叉燒酥、芝麻球等，熱量至少減 50％！這類透明系點心一個熱量約在 50 ～ 100 大卡左右，但一次吃太多，可是會變成黑暗系的⋯⋯我建議每種可以吃 1 個，特別喜歡的吃 2 個。

　　記得有位減重學生，因為知道冰火菠蘿包、酥油皮類和油炸類點心熱量驚人，所以懂得和朋友一起分食，減少熱量的攝取；不過太喜歡吃蝦餃，常常一個人就吃了三籠。

　　當我傳講關於港點的外食技巧時，她才發現體脂肪都沒有減少的原因。從跌倒的經驗裡總學得特別快，她之後就牢牢記得透明系點心的威力了！

答案是：腸粉！

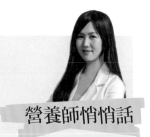

營養師悄悄話

　　其實點心本身已有調味，但如果你喜歡重口味，建議蘸料以清醬油為主，搭配薑絲。

　　至於烏醋、辣椒醬、甜辣醬，黃芥末醬等會增加熱量，一餐最多沾四分之一白瓷湯匙的量，就可以把熱量額度挪給其他想吃的小點啦！

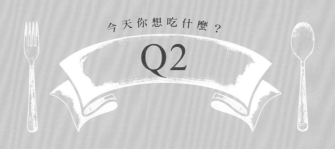

今天你想吃什麼？

Q2

輕熱量的港點

糯米雞 VS. 叉燒包

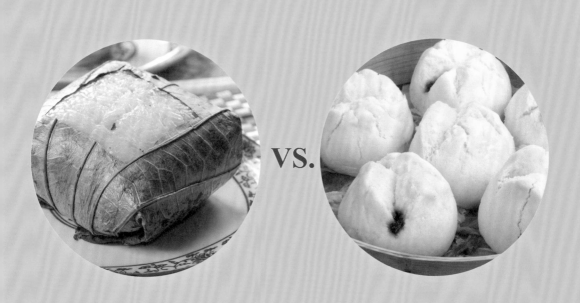

VS.

外型類似方形荷葉粽、綿密柔軟的糯米雞，是以長糯米包覆雞腿肉蒸製而成。

為了讓米粒能完整包裹內餡，**一份市售糯米雞需要接近一碗半的飯量！**傳統有著白色尖角的叉燒包，則因包子皮較蓬鬆，澱粉含量較低，所以熱量約是糯米雞的一半。

除此之外，其他的鹹式港點，像是蒸煮類的排骨、鳳爪、叉燒包，乾煎類的蘿蔔糕、腐皮卷，這兩類點心熱量一個約在 150 ～ 200 大卡左右，可以挑選喜歡的來吃，但每種至多一個。

答案是：叉燒包！

營養師悄悄話

酥皮類的叉燒包就完全不一樣了！不論是酥脆的千層酥皮叉燒、類似菠蘿的脆皮叉燒或金黃外衣的酥皮焗叉燒，一顆約在 250 ～ 450 大卡。尤其是酥皮焗叉燒，熱量和糯米雞不相上下，幾乎和吃一個漢堡差不多。

今天你想吃什麼？

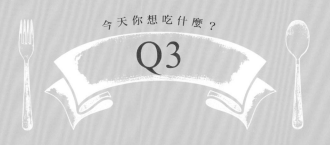

Q3

輕熱量的甜品

楊枝甘露 VS. 馬來糕

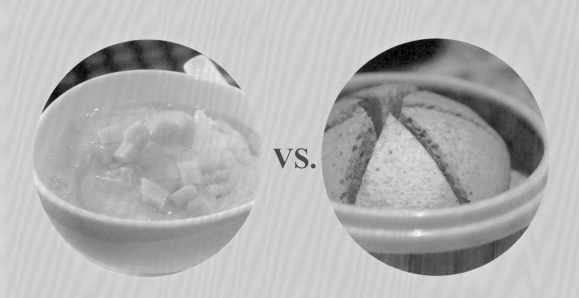

VS.

香濃蛋香、滑順鬆軟的馬來糕，有著蒸蛋糕的別稱，即便用手品嘗後，在指尖也不會殘留油膩感，所以就小看它了嗎？

讓你心痛了！市售的馬來糕為了保持香軟口感，在製作時須添加大量植物油，**所以單個熱量接近 400 大卡**，一個贏過一籠的蝦餃，是營養師眼中一打四的代表！

楊枝甘露是以芒果、鮮奶、椰漿攪打而成，再加上柚子、芒果、西谷米，最後以冰糖調整甜度。雖然甜度較高，但椰漿才是主要的熱量來源，一份約在 250 大卡左右。

港式糖水中，只要不添加過多的椰奶，熱量都不會太離譜。例如以芒果黑糯米為主，佐少許乳白的椰奶，也是不錯的選項。

> 答案是：楊枝甘露！

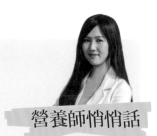

營養師悄悄話

為了符合台灣人的口味，蠻多餐廳在港式糖水上會做調整，舉凡冰淇淋、珍珠、粉條、湯圓等配料，甚至奶霜、芝士奶蓋等，搭配上這些佐料熱量可能會翻倍！真的很想吃的話，建議至少三人一同分享喔。

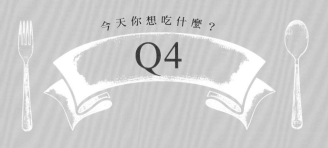

今天你想吃什麼？

Q4

清爽解膩的飲料

香片 VS. 凍檸茶

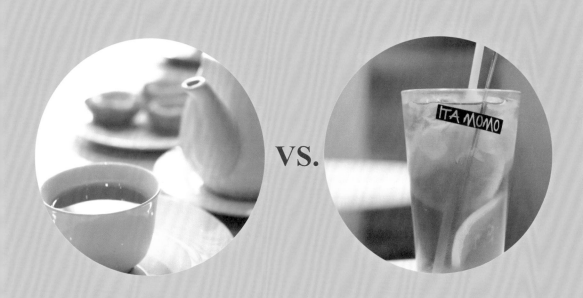

VS.

ITA MOMO

看完上面三題，你會發現港點多有隱藏油脂的陷阱，就算每種只吃一點，合起來可會變成一大點。所以在飲料的選擇上，以「無糖茶品」最佳，不論是香片、普洱、烏龍、鐵觀音、菊花茶都很好。

　　其中，**普洱茶所含的鞣酸單寧，能減少腸道吸收油脂，讓多餘的餐食油脂隨著糞便排出，達到所謂油切的效果。**

　　不過，這不表示可以無上限的大吃哦！我們可以想像普洱茶有手指，這些手指會把腸道油脂吸收的入口塞住幾個，但沒有堵住的地方，油還是會照樣流進去了。所以一旦吃太多油脂，油切的能力就會減少！

　　至於微酸爽口的凍檸茶，到底出了什麼問題呢？

　　大家有試過檸檬汁嗎？光是抿一下，牙齒就有被侵蝕的感覺，口水還會不斷地分泌出來。為了容易入口，檸檬汁常加入大量的糖去平衡，**導致一杯凍檸茶的糖比絲襪奶茶、鴛鴦的糖還要多！**實在很可怕！

　　答案是：香片！

營養師的港式飲茶吃法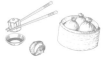

　　飲茶單個點心熱量都看起來不高，但一餐吃十個，就能感受到團結力量大的道理，建議的吃法如下：

港點

　　透明系（腸粉、燒賣、蝦餃、潮州粉果、蒸餃、湯包）：每種可以吃 1 個，特別喜歡的吃 2 個。

　　蒸煮類（排骨、鳳爪、叉燒包）和乾煎類（蘿蔔糕、腐皮卷）：挑選喜歡的來吃，每種最多 1 個。

港式糖水

　　楊枝甘露最佳，要小心冰淇淋、珍珠、粉條、湯圓、奶霜、芝士奶蓋等配料。

醬料

　　蘸料：直接享用最佳，或者以清醬油為主，搭配薑絲也沒問題。至於烏醋、辣椒醬、甜辣醬、黃芥末醬等都會增加熱量，一餐最多沾四分之一白瓷湯匙的量。

飲料

　　無糖茶品最佳，不論是香片、普洱、烏龍、鐵觀音、菊花茶都可以。

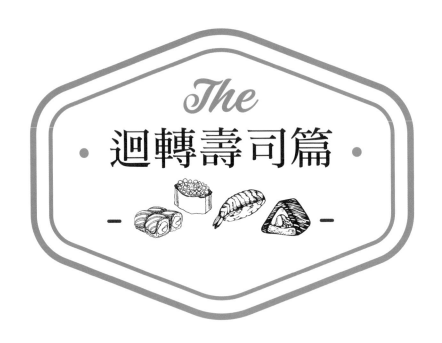

The
迴轉壽司篇

日本三大握壽司連鎖品牌陸續登台，
除了因應健康意識的崛起，
握壽司的價格與便捷，也滿足外食者的需求。
不過，你覺得握壽司就能放心吃到飽嗎？

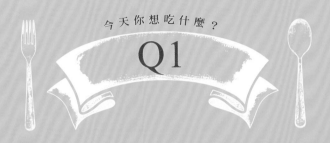

今天你想吃什麼？

Q1

輕熱量的握壽司

鯖魚 VS. 鯛魚

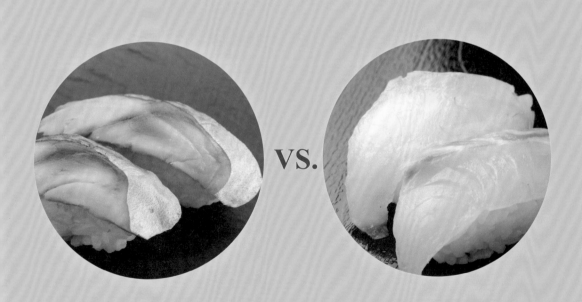

VS.

從外觀上，鯛魚的肉澤是淡粉紅色，鯖魚帶有銀色亮皮、呈淺白色，**是因為偏紅的魚肉中有較多肌紅素，卻不一定代表含有較多的脂肪，**一貫鯛魚握壽司約 45 大卡。

而減重者朗朗上口的「紅肉比白肉熱量高」口訣，還記得海鮮，是歸在沒有腳的「白肉」嗎？（完整的紅白肉差異可以在 P.60 複習）換句話說，海裡的肉都比陸地的肉還要低熱量，但水產的熱量依然有高低之分。

「那有比較快速的區分方法嗎？」被我寵壞的學生，總期待複雜深奧的營養知識，能變成簡單實用的外食技巧。

既然要實用，真的以「食用」去區別是最快的了。從菜單上可以分辨：**高油脂的魚肉才適合純炙烤！**

有看過烤鯖魚吧？還有烤竹筴魚、炭烤秋刀魚、炙燒鮭魚等，但幾乎沒看過烤旗魚對吧？這是因為魚的油脂要夠肥美，不然經過高溫火烤，肉質可會變得又乾又柴、很難吃。所以一貫旗魚握壽司約 40 大卡，而鯖魚握壽司約 90 大卡。

萬一不常注意菜單，那也能靠嘴巴來分辨。**高脂魚肉會有股特殊的魚味，**尤其生食時更能品嚐出來，例如鯖魚、秋刀魚、竹筴魚、沙丁魚等生魚片，師傅多會佐上薑泥、青蔥絲去腥。

> **答案是：鯛魚握壽司！**

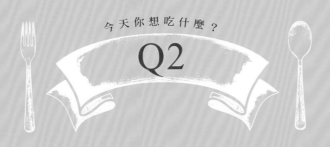

今天你想吃什麼？

Q2

輕熱量的經典壽司

豆皮稻荷 VS. 鮭魚

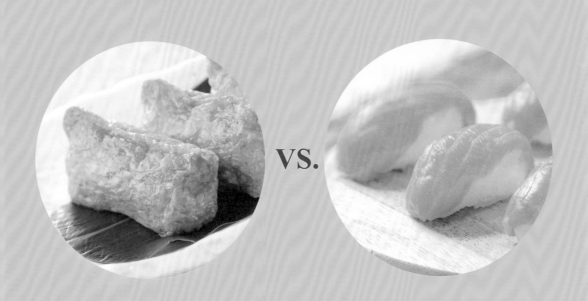

VS.

豆皮是油炸物，再經過醬油、味醂、糖的滷汁去熬煮入味。味醂是由糯米加上麴而釀成的調味料，同時帶有甜味及酒味，約有45％的糖和14％的酒精，可說是吸飽糖的反差系惡魔，一貫約75大卡。

　　一貫鮭魚握壽司約50大卡，並且鮭魚有 ω － 3 油脂（ω－3的好處可以到 P.42複習），可以降低血脂、抑制血液凝集、減少血栓形成，預防心血管疾病；並對抗慢性發炎物質，適度緩解皮膚炎、經前症候群、過敏體質等不適症狀，還有助於腦部發育、提升學習力喔！

答案是：鮭魚握壽司！

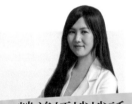

營養師悄悄話

　　某些富含 ω － 3 脂肪的魚類是中大型魚，處於食物鏈的上層、以吃小蝦藻類維生，易有汞污染、環境荷爾蒙等問題，過度食用會造成健康風險。

　　鮭魚、鮪魚等生魚片，我建議一週至多吃 6 片，一片約二根手指寬厚度，還在容許的代謝量之內。如果你仍然很擔心的話，鯖魚、秋刀魚、竹莢魚、沙丁魚等屬於食物鏈下層的小型魚，污染狀況較少，即使每天吃一個手掌心的份量，都也還在安全範圍內。

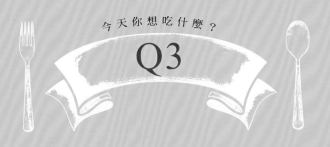

今天你想吃什麼？

Q3

輕熱量的甜味壽司

玉子燒 VS. 蒲燒星鰻

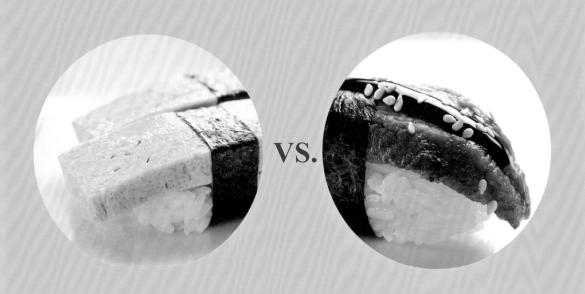

VS.

不像蒲燒星鰻須抹醬去烤，看似單純玉子燒壽司，一貫約 70 大卡，是反差系惡魔之二。

玉子燒吃起來會甜甜的，是因為蛋液裡會混入高湯、味醂、糖，並且為了製作鬆軟的玉子燒，雞蛋用量毫不手軟，一塊玉子燒幾乎是半顆蛋的量。

雖然蒲燒醬也以醬油、味醂、糖、米酒調製而成，但星鰻的油脂較少，即便抹上蒲燒醬去燒烤，一貫蒲燒星鰻也只有約 40 大卡。

再次複習一下：**高油脂的魚肉才適合「純炙烤」**！低油脂的魚肉如果不抹醬去烤，肉質會乾柴、味道過於清淡，造成賣相不佳，因此蒲燒形式的星鰻或鯛魚才容易在餐廳吃到。

答案是：蒲燒星鰻握壽司！

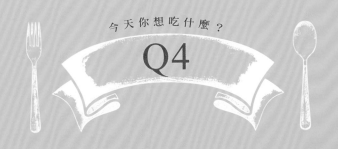

今天你想吃什麼？

Q4

輕熱量的軍艦壽司

玉米沙拉 VS. 鮭魚卵

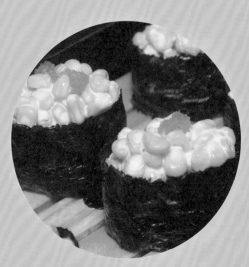

VS.

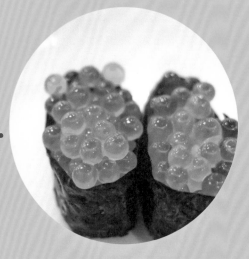

玉米沙拉是反差系惡魔之三！

首先，玉米是使用罐頭玉米粒，製備時會加糖去調味；此外，玉米沙拉拌入的美乃滋，是由植物油、蛋黃、糖、醋、鹽所調製，其中**植物油占比 50% 以上**，一貫約 90 大卡，幾乎和高脂魚肉握壽司不相上下，而且還吃不到好油！

鮭魚卵軍艦壽司一貫約 50 大卡。其實同重量的鮭魚卵比鮭魚熱量高，不過它的體積比魚片圓潤飽滿、較佔空間，所以熱量和一貫鮭魚握壽司差不多。

答案是：鮭魚卵軍艦壽司！

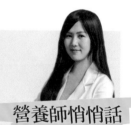

營養師悄悄話

醋飯含有抗性澱粉，多吃也不會胖？

抗性澱粉和一般澱粉在結構上不同，導致不易被消化，在減重界蔚為風潮。然而，熱量的差異和理想中不同，一公克澱粉的熱量是 4 大卡，抗性澱粉約 2.8 大卡。假如肆無忌憚地亂吃，當然還是會變胖哦！

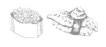# 營養師的迴轉壽司吃法

迴轉握壽司的供餐方式，有的一盤一貫、有的是兩貫，所以我統一以「**貫數**」而非盤數來說明，請大家注意單位哦。

即使每貫熱量不多，但就像是中式飲茶一般，也是團結力量大的代表，所以請參考：

低脂握壽司

旗魚、鯛魚、花枝、箭魷、貝類、蝦類等，一餐吃 4 ～ 6 貫。

好油握壽司

鮭魚、鮪魚、鯖魚、秋刀魚、竹莢魚、沙丁魚等，一餐吃 2 ～ 4 貫。

反差系惡魔的壽司

豆皮稻荷握壽司、玉子燒握壽司、玉米沙拉軍艦壽司，一餐至多混搭 2 貫。

壽司店裡的反差系惡魔：豆皮稻荷握壽司、玉子燒握壽司、玉米沙拉軍艦壽司，相同的特徵就是鹹中帶甜！

如果你記不了這麼多，只要記得「甜味壽司」就好了，即使會錯殺蒲燒星鰻、蒲燒鯛魚，但不可放過一個反差系惡魔啊！

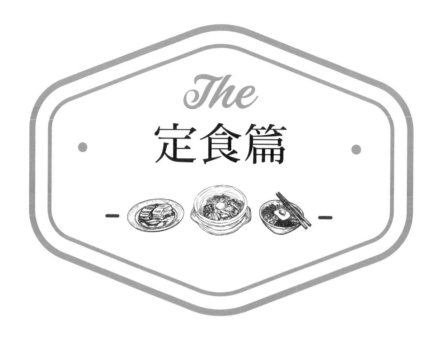

The 定食篇

日式定食多以現煮的飯為主，
有主菜、小菜並附上味噌湯的套餐。
由於每種店家搭配的飯量、配菜類型都不同，
除非……換你帶營養師去吃，不然有點難知道具體熱量。
本篇營養師改以熱量高低來比較優劣，
其實，定食中也偷偷隱藏了不少陷阱呢！

帶你爽吃美食又能瘦，才是營養師！

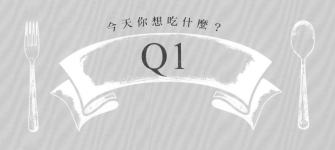

今天你想吃什麼？

Q1

輕熱量的雞肉定食

照燒雞腿 VS. 醋醬燴雞塊

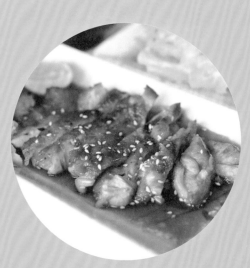

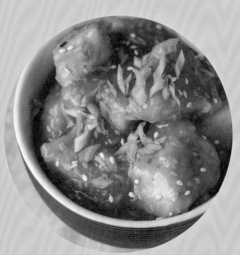

日料中的雞塊料理，多以雞腿肉切塊後放入鹽、清酒、胡椒、薑蒜泥等，拌勻後醃漬再油炸，最基礎款就是唐揚雞塊。而醋醬燴雞塊是把炸過的雞塊，再以烏醋、糖、麻油等調味料拌炒，起鍋前淋上少許太白粉勾芡收汁，非常類似中式的糖醋作法。

　　照燒雞腿的照燒醬，主要有醬油、味醂、米酒、生薑泥、洋蔥末等，各家都有獨門配方，雖然口味偏甜，但與醋醬燴雞塊又炸又勾芡相比，熱量還是會少一些。

　　由於日式家常料理，經常加入味醂或糖去提味，我們要學會同種食材的熱量法則是「酸酸甜甜」＞「鹹中帶甜」＞「沒帶甜味」。

　　以後不用計算機算熱量，用你的舌頭就能知道熱量高低了！

答案是：照燒雞腿定食！

　帶你爽吃美食又能瘦，才是營養師！

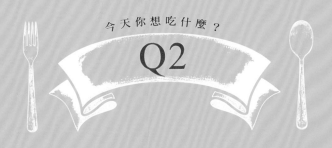

今天你想吃什麼？

Q2

輕熱量的魚肉定食

✦

蘿蔔鰤魚 VS. 炭烤鯖魚

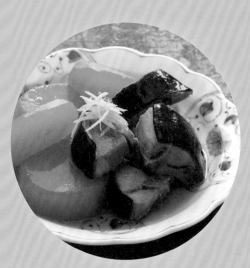

 VS.

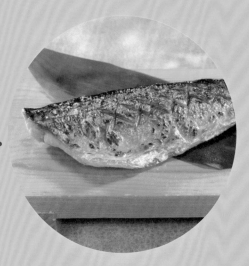

這題有答對嗎？如果有答對的話，恭喜你記住：**高油脂的魚肉才適合「純炙烤」**！

說實在，我也不是魚類達人，很多魚種也是在餐廳詢問料理師傅才認識。魷魚盛產於日本北海道，捕獲之後就直接曬成魚乾，中文別稱是花鯽魚，肉質肥厚鮮美，有些串燒店的一夜干就是用這種魚。

如果你也跟我一樣，對於「吃」求知若渴，有機會和廚師們多多攀談，會有意想不到的收穫哦！往後看到菜單或朋友點菜時，出現沒有佐醬的烤魚，你就知道這是熱量偏高的料理了！

至於蘿蔔鰤魚，屬於廣義的水煮類料理，縱使醬汁加了醬油、味醂、米酒等，可是鰤魚的油脂量偏低，整體算下來，還是炭烤魚的熱量會比較高。

答案是：蘿蔔鰤魚定食！

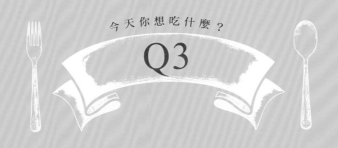

今天你想吃什麼？

Q3

輕熱量的豬肉定食

和風漢堡排 VS. 生薑燒肉

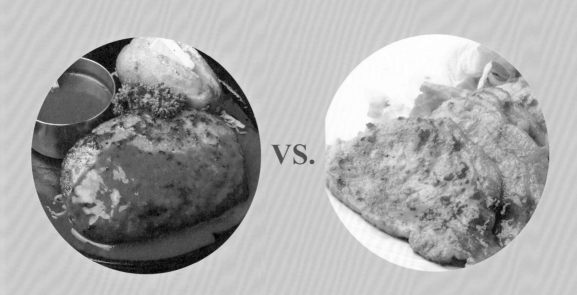

VS.

日式漢堡排的作法是豬絞肉和牛絞肉各半，混入雞蛋、洋蔥、麵包粉等翻攪抓勻，拍打成形後去油煎，宛如厚實的肉餅，一切開湯汁流瀉，再搭配上鹹香酸甜的醬汁，堪稱是日本人擷取西式料理的美好滋味！

在此，我們要先澄清一個美麗的誤會：為什麼漢堡排能多汁有肉湯呢？肉湯是肉流出來的汁，但這類餐點的肉湯，更像是肉流出來的「油」！

所謂的絞肉是肥肉與瘦肉交雜的碎肉，當肥肉被加溫時會融化變成油，好比塊狀奶油放在鐵板上就變成液狀的油一般。

當漢堡肉經過高溫煎製，飽滿的肥肉會化成油、被包裹著，當一刀劃開時，油脂才從肉排的間隙裡順流而下。縱然生薑燒肉使用的梅花豬屬於高油脂的部位，然而，要有傾瀉而下的肉油，肥肉的比例需要更高，所以和風漢堡排的熱量會偏高。

答案是：生薑燒肉！

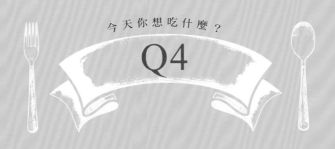

今天你想吃什麼？

Q4

輕熱量的鍋物定食

◇

牛肉壽喜鍋 VS. 泡菜豬肉鍋

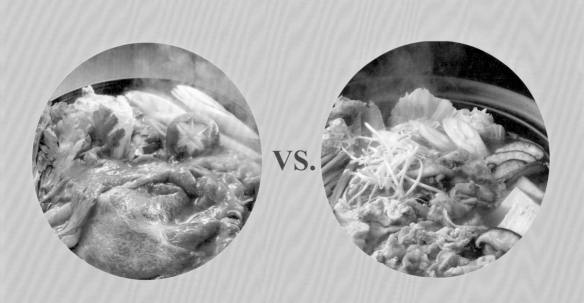

VS.

店家為了確保最佳的供餐品質，不論牛肉壽喜鍋或泡菜豬肉鍋，常選用油脂含量豐富的薄片，如此才能更耐煮，所以本題的熱量的差異，不是在肉片上。

　　既然最可能造成問題的肉類已經排除，那就只剩下湯頭了！

　　壽喜醬是以清酒、味醂、醬油採 1：1：1 的比例，再加上砂糖、高湯調整風味，導致甜味比鹹味略重一些；而泡菜是將大白菜抹上以辣椒粉、蒜頭、薑、糖、魚露等醃醬再去發酵，即使也有加糖，但泡菜的成品是酸中帶辣。

　　也就是如此，**壽喜醬汁的熱量將近是泡菜醬汁的 15 倍！**

　　這是少數清湯底，**熱量卻不容小覷的類型！**只要「鹹中帶甜」，不論是肉類料理還是鍋物的熱量，都會比「沒帶甜味」的料理多上一些！

答案是：泡菜豬肉鍋！

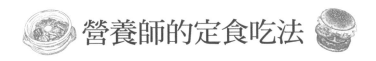 營養師的定食吃法

日式定食和中式料理很相似，在調味上有許多無法一眼看懂的真功夫，尤其是味醂幾乎藏身在各式菜餚中，營養師簡易將挑選重點整理如下：

肉類

選擇白肉（雞肉和海鮮）優於紅肉（豬、牛、羊），但輔助味道變化和烹調方式去判斷更理想。

高油脂魚類：可不抹醬純燒烤，不包含蒲燒的炙烤。

高油脂肉類：大多的鍋物肉片，或者享用時會有流瀉的肉湯。

甜味多寡

同種食材，依味覺感受，熱量依序由高到低為「**酸酸甜甜**」＞「**鹹中帶甜**」＞「**沒帶甜味**」，可作為參考重點。

烹調方式

挑選低脂肉品，並以燉煮、煎烤等烹飪方式為佳。

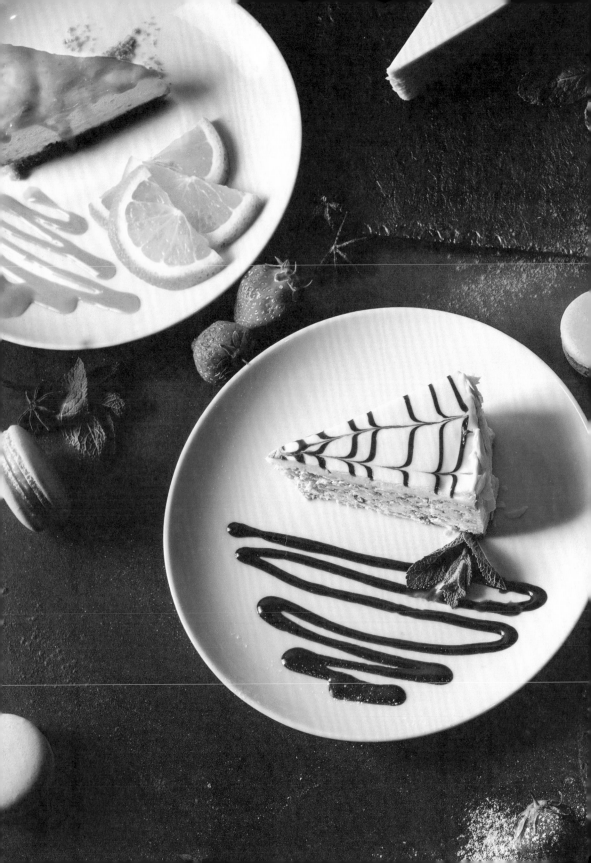

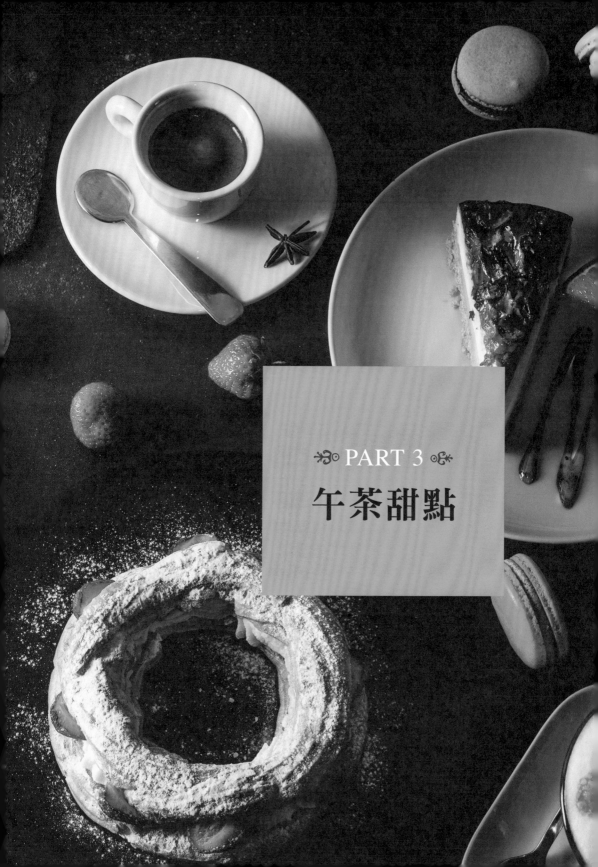

PART 3

午茶甜點

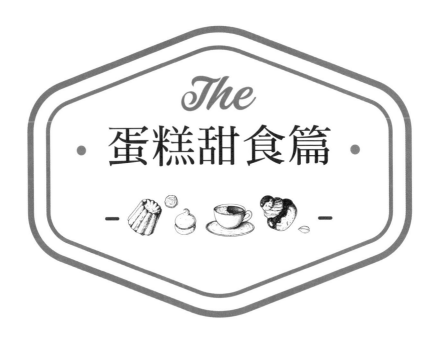

The
· 蛋糕甜食篇 ·

甜點是奶油、砂糖、麵粉的綜合體，熱量怎麼可能不高！
不管男女老少，如果你是甜食愛好者，
永遠都像有第二個胃，能夠無止盡的裝下這些小惡魔。
有著螞蟻稱號的營養師，
如果兩三天不吃一次甜食，
也實在痛苦難受……
來看看身為營養師的我都怎麼吃吧！

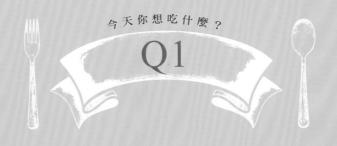

今天你想吃什麼？

Q1

即使都是小蛋糕，熱量相對少的類型

馬卡龍 VS. 可麗露

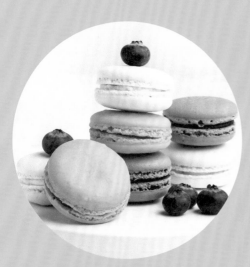

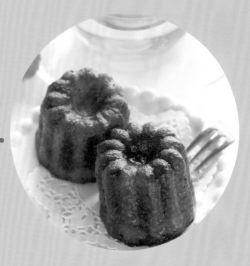

有著「少女酥胸」美名的馬卡龍，光滑鬆脆的外殼是以蛋白、杏仁粉、糖粉、砂糖等製成，而濕潤的糖霜內餡則以鮮奶油、奶油、果泥等材料為主，一顆約在 80 ～ 120 大卡之間。

焦糖香的酥脆表層，內層是奶香軟凍的口感，還伴隨著迷人酒香的可麗露，製備材料有牛奶、奶油、香草莢、麵粉、雞蛋、糖粉、蘭姆酒、蜂蜜等，和馬卡龍相比確實複雜多了，一顆約 160 大卡。

要小心的是，**由於兩者體積較小**，常常讓人忍不住一個接一個。尤其是馬卡龍常常一次吃三顆，總熱量就比可麗露高上很多了！

答案是：馬卡龍！

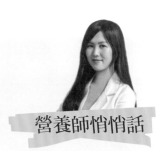

台灣常見的法式甜點，像是磅蛋糕、費南雪、瑪德蓮等，以磅蛋糕為例，是以一磅的奶油、一磅的砂糖加上一磅的麵粉製作才得此名稱。而費南雪和瑪德蓮做法都與磅蛋糕

營養師悄悄話

相似。這樣有著扎實豐潤的口感，屬於濃厚奶油的蛋糕一個約 100 ～ 250 大卡不等。

此外，美式瑪芬、布朗尼等厚重蛋糕，即使奶油、砂糖、麵粉的比例不太一樣，熱量也在 200 大卡左右。

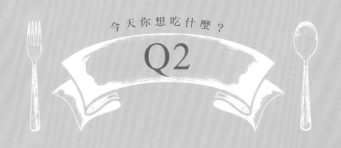

今天你想吃什麼？

Q2

沒有擠花的輕熱量蛋糕

戚風蛋糕 VS. 蜂蜜蛋糕

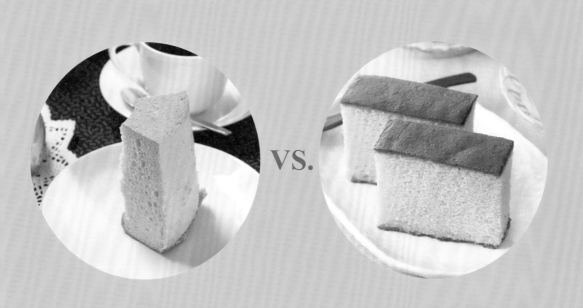

VS.

透過前一題，你大概能感受到我是甜食的真心粉，對於甜點研究得很透徹。可是我也不可能知道每種蛋糕的糖油比例，所以研究出**最快速分辨蛋糕熱量的方法：靠口感來區別！**

上一題提到的高熱量蛋糕，有著**濕潤扎實**，甚至有種**輕微黏牙的感覺，且味道香濃，吞嚥後會殘留甜膩感**；相對的，輕熱量的蛋糕會是**膨鬆柔軟**的狀態。

例如單吃馬卡龍的外殼，就是這個口感，對吧？那麼，現在來分別戚風蛋糕和蜂蜜蛋糕的口感：取同樣大小的蛋糕，放入口中後，用舌尖輕抿一下，你會發現戚風蛋糕的空氣感比較多，蛋糕體一下子就壓扁了，也沒有太多味道停留在舌頭上；蜂蜜蛋糕則是整體偏濕潤，所以它只是變成小塊，也有相對多的黏膩感。

兩者的口感差異度也反應在熱量的差距上：戚風蛋糕約 130 大卡，而蜂蜜蛋糕約 150 大卡。若再拿戚風蛋糕和磅蛋糕相比，剛剛形容的口感就會更加明顯：因為一塊磅蛋糕約 250 大卡，將近是戚風蛋糕的兩倍！

答案是：戚風蛋糕！

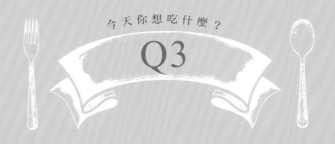

今天你想吃什麼？

Q3

即使都是巧克力口味，卻是輕熱量的類型

巧克力慕斯 VS. 巧克力派

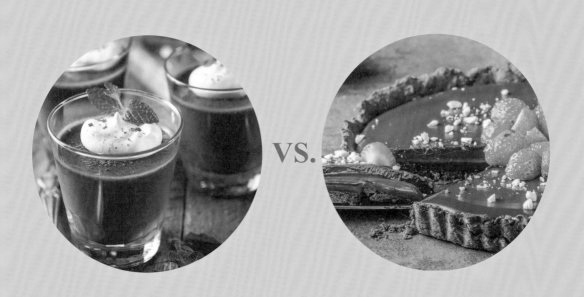

VS.

請先回想剛剛我分享的方式，再回憶過去品嚐這兩種蛋糕的情況，哪一種比較鬆軟清爽呢？

「可是……我想不起來，可以先買來吃嗎？」減重班的學生皺著眉頭發問。

「當然可以！」更正確的說，我非常鼓勵大家這麼做，來養成我們對食物的視覺、嗅覺、味覺、舌頭觸覺。

我原本對於食物的敏銳度也不高，只能透過課本的硬知識去背誦熱量、食品好壞等，不過當從事營養教育越久，我發現：「**融入生活的知識，才能變成好習慣。**」

比起死背的觀念，直接從飲食中學習哪種食物適合自己，能更輕鬆養成好習慣。雖然很可惜台灣還沒有普遍的食育文化，但一步步開始學習並掌握食物後，你會發現培養好的飲食習慣，其實比想像中的容易。

對巧克力控來說，巧克力慕斯或許太過清淡，甜膩度也完全比不上巧克力派，但有機會的話，我希望你重新培養對食物的覺察度，或許你也會發現鬆軟清爽的輕熱量蛋糕，反而帶給你更多的滿足感哦！

答案是：巧克力慕斯！

帶你爽吃美食又能瘦，才是營養師！

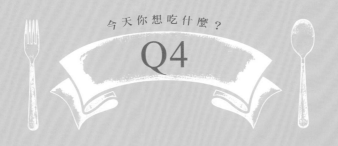

Q4

想吃排隊美食，熱量相對少的類型

半熟起司塔 VS. 香草閃電泡芙

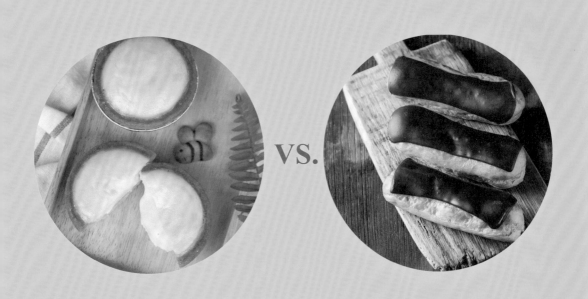

VS.

半熟起司塔到底哪裡邪惡？

首先，綿密滑順的起司餡是由馬斯卡彭起司、奶油乳酪、鮮奶油、牛奶、糖粉、玉米粉等材料調製，再搭上香酥脆口的塔皮。隨著大小不同，一顆約在 300 ～ 500 大卡之間（便利商店販售的尺寸較小，約 200 大卡）。

閃電泡芙的命名由來之一，就是會讓人以閃電般的速度瞬間吃完的美味！其二是因為外層塗抹的巧克力甘納許，宛如閃電一般閃閃發亮。

金黃色的蓬鬆泡芙，是因為麵糊含有大量水分，在烘烤時會形成水蒸氣，所以泡芙才有膨脹的空間能填餡。

香草內餡則是鮮奶油、牛奶、香草莢、蛋黃、砂糖、玉米粉等材料，和起司塔餡相較之下單純許多，還有填充的份量也較少，一個約 100 大卡（其他口味約 110 ～ 160 大卡）。

此外，大家熟悉的日式卡士達泡芙，因體積比閃電泡芙大，內餡飽滿，一顆約 200 大卡；若泡芙比較中空、不夠飽口的話，也可能只有 120 大卡。

答案是：香草閃電泡芙！

帶你爽吃美食又能瘦，才是營養師！

營養師的蛋糕甜食吃法

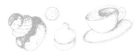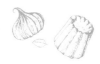

　　如果以 2000 大卡的熱量做評估標準，200 大卡的甜點是減重者的上限額度！

　　不過，甜點是由過量的脂肪、砂糖提供熱量，而一個鮭魚御飯糰也是 200 大卡，卻有澱粉、蛋白質、ω−3 油脂、維生素 A、維生素 B 群、碘、鉀等多樣化的營養素，所以甜點帶給身體的傷害會比較大，可能造成肥胖、高血糖、高血脂、高血壓等，並衍伸出慢性疾病。

　　正因為如此，**我們不能光看熱量的多寡，決定食物的好壞。**

　　甜點不適合當正餐來吃，但是膨鬆柔軟、口感清爽的小甜點，像是馬卡龍、戚風蛋糕、海綿蛋糕、無擠花的杯子蛋糕、慕斯、奶酪、閃電泡芙等，熱量約在 200 大卡以內，適度吃一些，解解嘴饞是 OK 的哦！

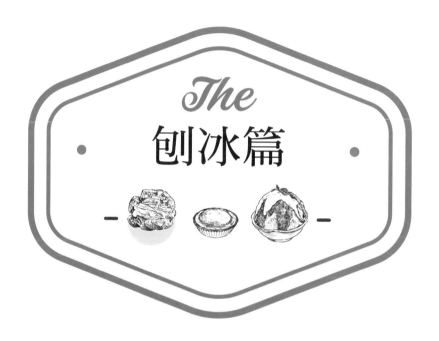

The 刨冰篇

「夏天好熱，我可以吃冰嗎？」
在夏天也努力掙扎要減重的人，我怎麼能粉碎他們的希望！
和冰淇淋相比，刨冰沒有太多乳脂肪的問題，
堪稱最低熱量的冰品類型。
但隱藏在配料的糖也要步步為營，
從冰的類型和各種配料，一個個選起來！

帶你爽吃美食又能瘦，才是營養師！

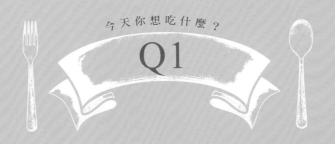

今天你想吃什麼？

Q1

即使都是冰磚，卻是輕熱量的類型

雪花冰 VS. 清冰

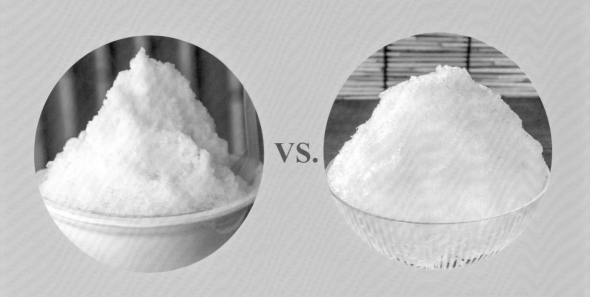

VS.

看到這個題目，是不是覺得營養師在污衊你的智商？這是有蹊蹺的！

我有位連冬天都喜歡吃冰的學生，他知道糖水常會讓一碗刨冰的熱量破表，當然吃冰都不加糖水。但為了讓刨冰的味道豐富一點，他會選擇口味單純的牛奶雪花冰，而不是草莓、芒果、巧克力等香甜的雪花冰。

在飲食管理一段時間後，他的體重卻一直沒有減少，我反覆檢查他的飲食紀錄照片，總覺得哪裡怪怪的。於是我又問：「冰是選清冰嗎？」他回答：「對啊，牛奶清冰！」

原來在他的想法裡，只有草莓、芒果、巧克力等五顏六色的雪花冰才是雪花冰。「我一直覺得牛奶雪花冰很清爽耶，那不是牛奶做的嗎？」他很驚訝地問著。也因為刨冰總是被滿滿的配料蓋滿，所以我也沒發現這個盲點。

冰磚類型決定刨冰的起點，也占了整碗冰八成以上的熱量。

雪花冰確實僅有奶粉、玉米粉、糖、水，但清冰只是水凝固，所以熱量是 0，就算加上一匙約 10 大卡的糖水，也還是敵不過各種口味 400 ～ 500 大卡的雪花冰！別再被騙囉！

答案是：清冰！

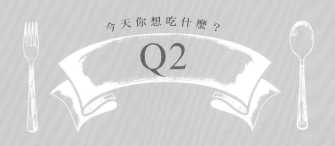

即使都是圓圓類配料，卻是輕熱量的類型

◈

脆圓 VS. 粉圓

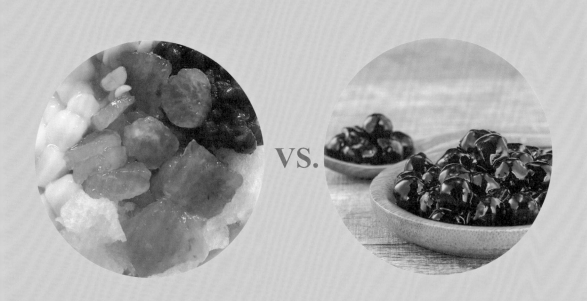

VS.

微妙口感的脆圓，是由地瓜粉跟樹薯粉混合後，再取適量沸水沖入，被沖到的部分會變透明，再以冷水揉勻後捏團成型，一匙約30大卡。

粉圓也是這兩種粉類去做成，但要再加上黑糖、黑糖蜜做成淺褐色，在熬煮時也會偏甜，一匙約60大卡，而有料的波霸粉圓就會再高一些。

「那芋圓、地瓜圓、小湯圓、西米露、粉粿，可以吃嗎？」很喜歡圓圓類配料的學生，總會打破沙鍋問到底。

其實，這類圓狀配料多是以地瓜粉、樹薯粉、糯米粉等粉類做成，熱量差異不大，影響熱量高低的關鍵有兩個：

以糖著色、煮得較甜，粉圓會異軍突起的就是這個原因，黑糖粉粿也蠻危險的。

體積太小，導致一匙的含量較多，以小湯圓和西米露相比，西米露非常小顆，所以一匙含量較多，將近55大卡；小湯圓約35大卡；體積更大的芋圓、地瓜圓、傳統粉粿等，一匙約25大卡。脆圓的大小介於小湯圓和芋圓之間，熱量一匙落在30大卡。

大家可以試著在店家盛裝時，算算店家裝了幾匙。除了粉圓以外，圓圓類的還是挑大顆比較好！

答案是：脆圓！

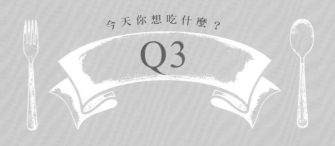

今天你想吃什麼？

Q3

即使都是澱粉類配料，卻是輕熱量的類型

地瓜 VS. 紅豆

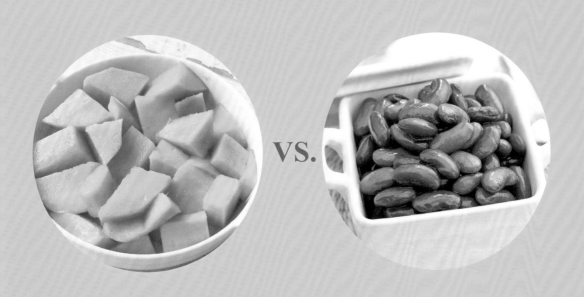

VS.

地瓜、芋頭等根莖類澱粉，一匙約 4 ～ 5 塊，加糖熬煮後約 70 大卡。

紅豆、綠豆、花豆（或稱大紅豆）、蓮子、麥片、小薏仁等種子類澱粉，由於穀物雜糧的體積大小不一，加糖熬煮後一匙約 50 ～ 60 大卡。

即便澱粉類配料比起圓圓類配料的熱量略高一點，卻都是全穀根莖類的食物，含有較多的纖維。當吃下整碗甜滋滋的刨冰時，有適度的纖維能讓緩和血糖起伏，對於體脂肪的管理較有幫助。因此比起圓圓類配料，我建議優先選擇澱粉類配料的任何一種。

補充一點，**綿密香濃的花生仁不是澱粉，屬於油脂的堅果類，**一匙約 100 大卡。

答案是：紅豆！

Q4

即使都是凍凍類配料，卻是輕熱量的類型

◇

椰果 VS. 愛玉

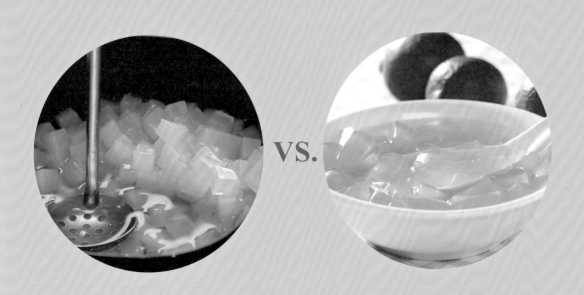

「椰果不是椰子的肉嗎？」

我們都誤以為椰果是椰子果肉的縮寫，但誤會可大了！

白色椰果是用椰子水、糖、水加入醋酸菌去發酵而成的膠狀物，最後再放入酸、糖、香料等製作成品，一匙約 15 大卡；而彩色椰果是再加上色素去調色，體積偏小、味道也更甜，一匙約 25 大卡。

愛玉是先將愛玉籽水洗，等其中的果膠釋出後，就會凝固成凍狀。人體不太能消化果膠，營養學也把它定義成纖維質的其中一種，一匙不到 1 卡。除此之外，仙草、寒天凍、蒟蒻、白木耳等也是果膠豐富的食物，一匙都在 5 大卡以內。

答案是：愛玉！

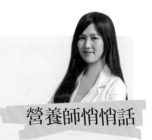

營養師悄悄話

有些店家會使用盒裝的檸檬愛玉，由於經過調味，一匙就會增加至約 25 大卡，和椰果差不多。

杏仁豆腐與盒裝檸檬愛玉做法類似，一匙也約 25 大卡。雞蛋布丁的口感雖然和前兩者相似，但焦糖底是很可怕的，一顆約 100 大卡。

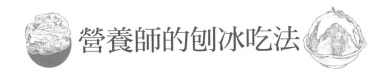

營養師的刨冰吃法

選擇清水清冰為基底，加上 4～5 種刨冰的配料，也不淋上糖水，一盤刨冰只有約 200～300 大卡而已。和一球將近 200 大卡的冰淇淋相比，是不是能吃比較多、感覺更划算呢？

假如你想奢侈一點，淋上煉乳、巧克力醬、草莓果醬、百香果醬的話，這些淋醬一匙約 50 大卡，大家可以看看自己的情況，斟酌添加囉！

澱粉類配料，選 2～3 種

紅豆、綠豆、花豆、蓮子、麥片、小薏仁等種子類澱粉，比地瓜、芋頭等根莖類澱粉的熱量略低。這些配料纖維含量豐富，比起圓圓類配料，更適合正在體重管理的人！

凍凍類配料，選 1～2 種

愛玉、仙草、寒天凍、蒟蒻、白木耳等果膠豐富的食物，熱量極低可放心選用。

圓圓類配料，選 1 種

除了粉圓以外，挑大顆的比較好！像是芋圓、地瓜圓、傳統粉粿、脆圓等體積較大的，熱量偏低一些。

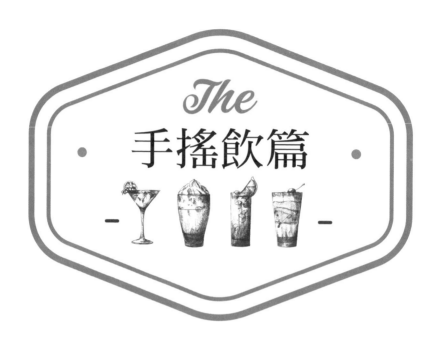

The 手搖飲篇

在台灣，手搖飲到底多麼流行？
不僅一條街有五家以上的連鎖飲料店，隨著地域的不同，
也發展出在地化的專賣店，甚至部分品牌還打入國際市場！
其中聞名遐邇的珍珠奶茶，雖是減重者的大敵，
但真的沒有其他適合的飲料了嗎？
讓我以 700 毫升的大杯飲料來揭密，營養師怎麼喝手搖飲！

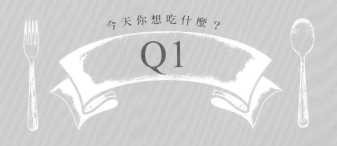

Q1

即使都是無糖茶，卻是輕熱量的類型

鮮奶紅茶 VS. 奶蓋紅茶

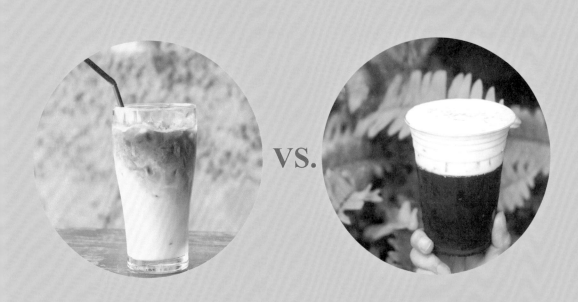

VS.

如果你喝過卡布奇諾，你會發現看似用鮮奶打發的奶蓋泡沫，比起卡布奇諾的奶泡要更穩固，也不太會消退。

　　因為它是以鮮奶油、鮮奶、糖，採 4：2：1 的比例去攪打而成；而卡布奇諾的奶泡只以鮮奶打發，少了油脂和糖穩定泡沫，才會消散得比較快。

　　一杯奶蓋紅茶約 200 大卡，鮮奶紅茶則約 150 大卡。雖然熱量差異不大，但鮮奶油有著較多的動物油脂，容易增加血液中的壞膽固醇，潛在著腦中風、心肌梗塞等的疾病隱憂（在 P.80，可再次複習動物油脂的潛在風險），因此，鮮奶紅茶會是更好的選擇哦！

答案是：鮮奶紅茶！

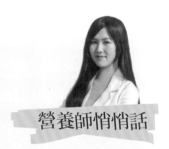

營養師悄悄話

　　奶精是由氫化植物油、玉米糖漿、酪蛋白、香料、食用色素等做成，其中的氫化植物油是人造脂肪、含有反式脂肪，比起鮮奶油裡的動物油脂，是更會誘發壞膽固醇升高的危險因子。調製成奶茶後，一杯約 370 大卡。

　　世界衛生組織曾指出：「人工反式脂肪既便宜又容易使用，但每年導致全球各地超過 50 萬人死亡。」不論從體重管理或維持健康去評估，鮮奶紅茶都是最佳選項！

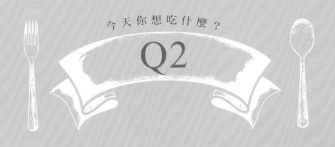

今天你想吃什麼？

Q2

即使是含糖熱飲，卻是輕熱量的類型

可可拿鐵 VS. 黑糖薑母茶

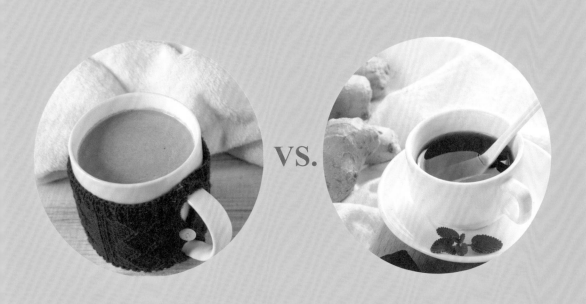

VS.

在生理期不適時，或是天氣寒冷想暖暖身？那就到現點現做的手搖店買杯熱飲吧！

可可拿鐵和黑糖薑母茶的熱量差距，居然將近 3 倍之多！一杯全糖的可可拿鐵約 560 大卡，而黑糖薑母茶約 200 大卡。

黑糖薑母茶、桂圓紅棗茶等養生茶類多以各類食材和糖熬煮，不論是糖磚或填充包沖泡，熱量都在 200 大卡左右。

世界衛生組織出版《成人與孩童糖攝取指引》建議：**糖的攝取量要低於每日總熱量的** 10%。換句話說，對一天 2000 大卡熱量攝取的人來說，從糖而來的熱量約 200 大卡是最佳，等同於每天最多能食用 50 公克的糖。

手搖飲的熱量幾乎是從糖而來，因此我建議：**一杯未加奶的大杯手搖飲以 200 大卡為上限，而有添加牛奶（非鮮奶油或奶精）的飲料則以 400 大卡以內為佳。**

「無糖」的可可拿鐵，是以可可粉、鮮奶去搖製而成。市售的可可粉在充填時已調整甜度，所以大杯的熱量約 350 大卡，味覺上不會過於苦澀，即使超出 200 大卡的標準，但可可拿鐵的牛奶提供的熱量較多，可改成 400 大卡的範圍更適合。

綜合以上，想要喝帶有甜味的熱飲，可優先選擇黑糖薑母茶、桂圓紅棗茶，無糖可可拿鐵也是還可以的選項！

答案是：黑糖薑母茶！

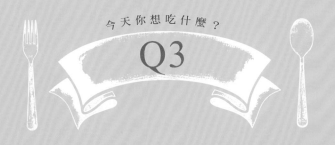

今天你想吃什麼？

Q3

即使都是配料，卻是輕熱量的類型

蘆薈 VS. 小紫蘇

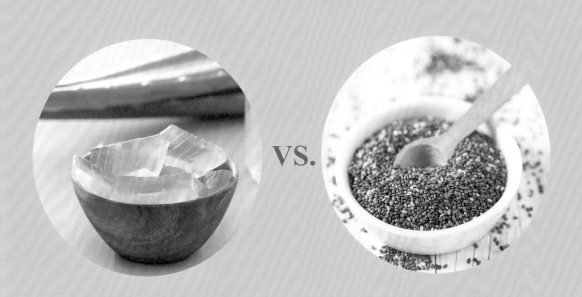

VS.

小紫蘇的正式名字是羅勒籽，種子泡水後，在周圍會產生凝膠狀的口感，所以小紫蘇可視為纖維量豐富的配料，可增加飽足感、促進腸道健康。

一匙泡開的小紫蘇約 5 大卡，是低熱量又有口感的最佳配料。另外，山粉圓、奇亞籽和小紫蘇有些類似，在點單看到時也能放心吃哦！

仿間的蘆薈多以罐頭包裝為主，以蜂蜜、糖、檸檬酸、香料等調味，一匙約 15 大卡；而寒天晶球是以砂糖、蒟蒻粉、洋菜粉等製成，與寒天凍的加工方式不一樣，一匙約 30 大卡。

雖然與珍珠相比，熱量的確少很多，而以「未加奶手搖飲以 200 大卡為上限」的標準，即使是蘆薈、寒天晶球也算輕熱量配料，但因為幾乎以糖作為熱量來源，在搭配時還是需要注意一下哦！

答案是：小紫蘇！

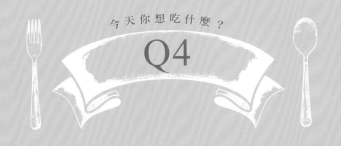

今天你想吃什麼？

Q4

即使都是糖，但有益健康的糖

蔗糖 VS. 高果糖玉米糖漿

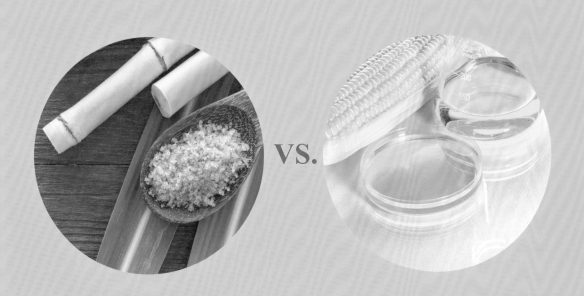

飲料店使用的果糖，全名是高果糖玉米糖漿，由玉米為材料加工而成。不但甜度穩度不須調整配比，還具備較佳的水溶解度。在時間與金錢成本考量下，堪稱是飲料界的寵兒。

　　然而眾多的學術期刊指出：**果糖是促使肝臟合成脂肪的危險因子**，進而導致肥胖、高血脂、脂肪肝的問題，於是有些業者開始改用蔗糖。但蔗糖的結構是果糖和葡萄糖所組成，即便是號稱「天然」「手工」的蔗糖，本質依然不變，仍屬於「每天最多能食用 50 公克」的範圍裡。

　　除此之外，像是百香果、柳橙、荔枝等調味果醬裡的糖也要小心，一杯百香綠茶約 400 大卡。比起果醬調製的風味茶，我建議由果汁做成的特調茶飲會更合適。

> 答案是：都無益於健康！

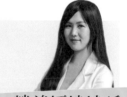

　　白糖、紅糖、黑糖、砂糖、冰糖等主要成分都是蔗糖，在本質和熱量上沒有差異。黑糖確實保有多一點的維生素、礦物質，但對於喜歡焦香味的人來說是可以選擇它，而為了健康因素就不太需要了。

營養師悄悄話

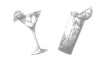 # 營養師的手搖飲喝法

現在人手一杯手搖飲已是常態，看似下午茶的小確幸，卻會造成肥胖、高血糖、高血脂、脂肪肝等困擾。

我們曾聽過有些人外表纖瘦卻有脂肪肝，也就是俗稱的「泡芙人」，大多和吃太多糖有關。甚至有些人肝指數過高，也與脂肪肝造成的發炎有關，故提供以下的飲料準則作為參考：

糖量

每家店的甜度標準不一，最保險的方式就是喝「無糖」哦！

綠燈區：無糖的茶飲、咖啡，想添加鮮奶也沒問題，像是鮮奶紅茶、鮮奶烏龍茶、咖啡拿鐵；養生茶類的黑糖薑母茶、桂圓紅棗茶等不用調整甜度。

黃燈區：無糖的可可拿鐵、多多綠茶、多多檸檬等，或者選擇果汁類的無糖特調茶飲。

配料

綠燈區：小紫蘇、山粉圓、奇亞籽、寒天凍、仙草、愛玉等。

黃燈區：蘆薈、寒天晶球、椰果、盒裝愛玉等。

紅燈區：珍珠、粉條、米苔目、布丁等。

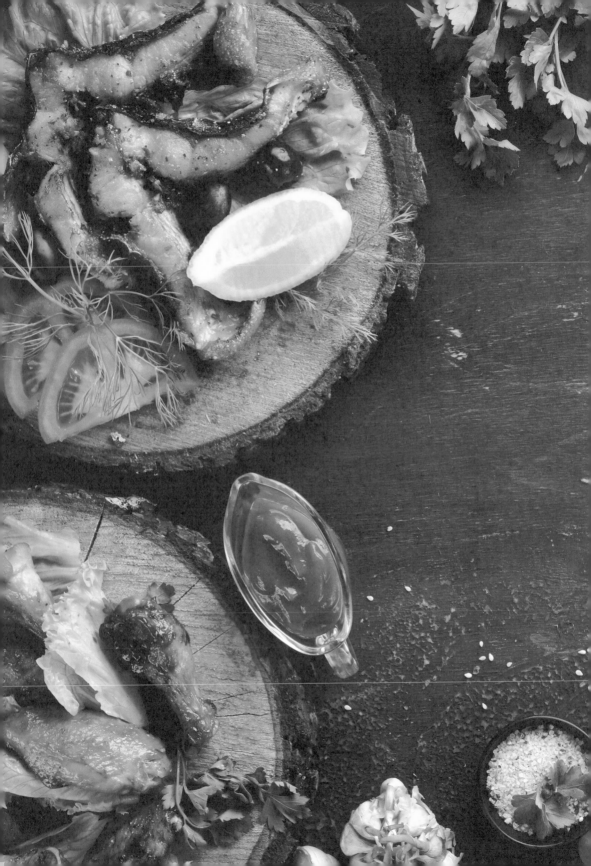

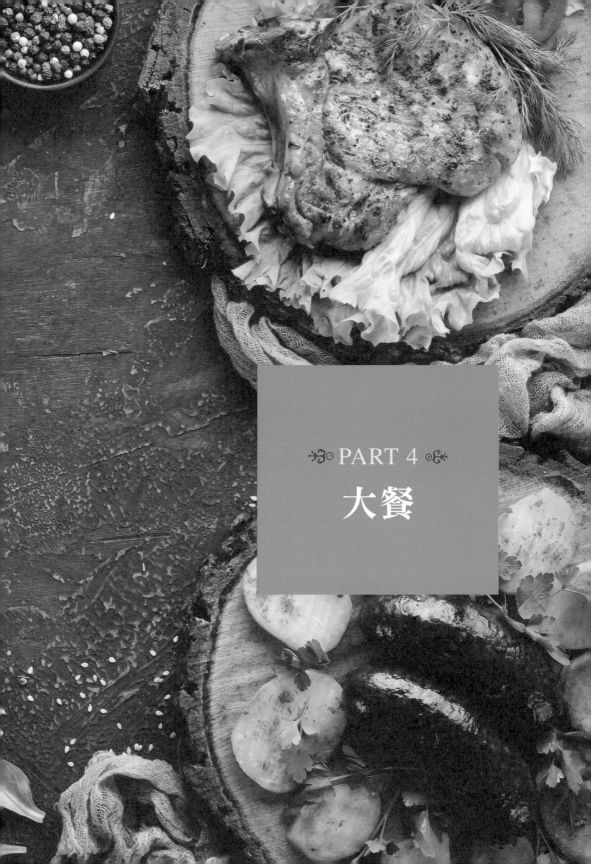

PART 4

大餐

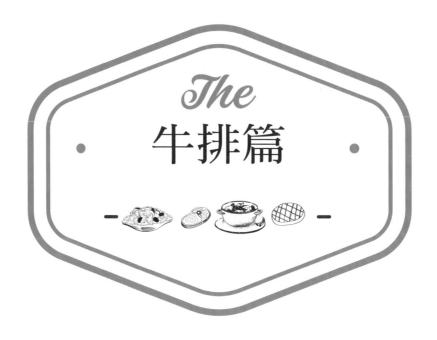

The
牛排篇

台灣人到底有多愛牛排？
從台式夜市牛排、街邊連鎖牛排、一客數千元的上等牛排，
甚至美國老字號頂級牛排館，也在台灣插旗成為亞洲首店！
減重的人真的不能吃牛排嗎？
營養師帶你從前菜、主餐到甜點，全都飽飽吃起來！

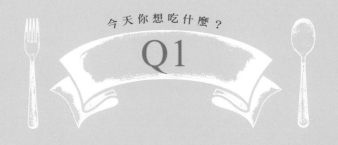

今天你想吃什麼？

Q1

即使都是清湯，輕熱量的湯品

番茄湯 VS. 洋蔥湯

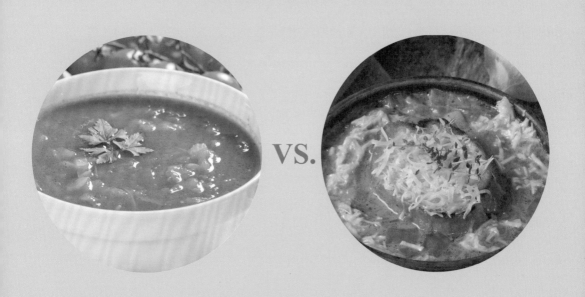

VS.

其實，番茄湯和羅宋湯是不一樣的，但為了符合台灣的風土民情，這兩種湯品漸漸的被劃上等號。

　　正規羅宋湯是以牛肋條、甜菜根、番茄、馬鈴薯、紅蘿蔔、菠菜等熬煮，湯會較濃稠；演變成台式番茄湯則以牛骨、番茄、紅蘿蔔、西芹、洋蔥等去烹煮，變成清湯的樣貌，一碗約 70 大卡。

　　洋蔥湯會呈現微金黃色，是因為將洋蔥先以奶油炒軟，再加入糖、鹽翻炒至焦黃，最後拌入少量麵粉、高湯。雖然也是澄清的湯頭，但加入油、糖、麵粉的緣故，熱量會高一些，一碗約 150 大卡。

　　這兩款清湯都會比起濃湯類的玉米湯、南瓜湯、青豆湯、奶油蘑菇湯、奶油龍蝦湯等減少約一半的熱量。濃湯如果還加上酥皮，熱量直逼一份漢堡！請忍一忍把額度留給主餐！

答案是：番茄湯！

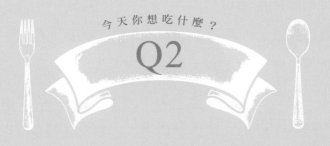

今天你想吃什麼？

Q2

輕熱量的沙拉

油醋蔬食沙拉 VS. 優格水果沙拉

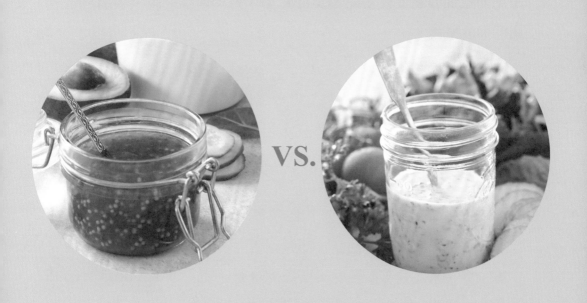

VS.

油醋醬是將橄欖油和醋以 3：1 的比例調製，再加上些許的鹽、糖、香料調整味道，一匙約 120 大卡。搭配萵苣、蘿蔓、紫高麗菜、玉米筍等蔬菜，一碗約 130 大卡。

　　優格水果沙拉以優格醬佐上水果為主，一匙優格醬約 60 大卡，加上切塊的西瓜、香瓜、柳橙等水果，一碗約 100 大卡。

　　這兩種沙拉可以挑選自己喜歡的為主。硬要比較的話，雖然水果沙拉熱量較低，但後續接著高油脂的主餐，有一點蔬菜、橄欖油的油醋更能緩和牛肉裡動物油脂對身體的衝擊。

　　至於凱薩、千島、美乃滋等濃厚醬類，一匙約在 100 ～ 150 大卡，**縱然有些醬料比油醋的熱量低，卻不是使用橄欖油為基底，而是用沙拉油等易促使身體發炎的油品**。對於健康來說，我還是會建議選擇油醋醬。

答案是：都可以！

日式的和風醬、柚子醬、梅子醬、味噌醬等幾乎都不會調入油品，而是以醬油、味醂、糖、米酒等平衡風味，所以熱量會比油醋醬少一些，一匙約 20 ～ 80 大卡。

營養師悄悄話

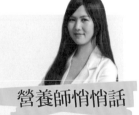

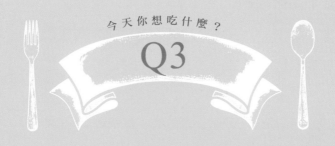

今天你想吃什麼？

Q3

最輕熱量的排餐

◆

菲力 VS. 紐約客

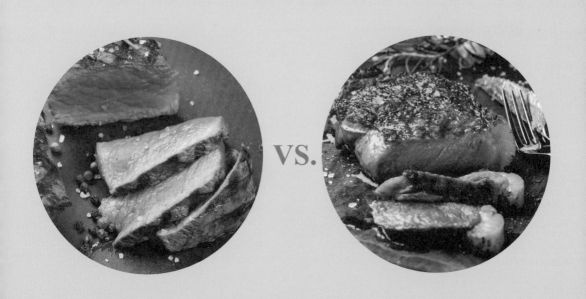

VS.

菲力是牛的腰內肉，這個部位都沒什麼運動，肉的質地細膩、脂肪含量少。也因為這個食材的特性，每次我建議減重的老饕選擇菲力時，大家都會說這塊肉不夠油、不好吃，倒不如不要吃牛排。

　　的確，菲力若到七分熟以上，肉質會偏硬、乾柴，我自己也不喜歡。但三分熟就能吃到肉的鮮甜，甚至能吃到肉汁，而這種肉湯不是漢堡加熱流出來的油，而是肉質裡富含的水分。

　　一份八盎司的菲力約 300 大卡，是牛排裡最輕量的選擇，其他種類的牛排至少都是它的 1.5 倍起跳！

　　紐約客是取自牛的腰脊肉，大理石油花均勻，肉質與沙朗接近、有嚼勁，因為是美國人的最愛，所以才會被命名為紐約客。一份八盎司的紐約客約 450 大卡，而丁骨牛排、平價牛排的熱量也大約在這個區間。

　　至於沙朗、肋眼、牛小排、戰斧等至少 600 大卡起跳，是菲力的 2 倍以上。除非你願意放棄所有的附餐，不然這餐吃完不是營養師能救的，直接找健身教練會更適合！

答案是：菲力！

今天你想吃什麼？

Q4

輕熱量的甜點

奶酪 VS. 烤布蕾

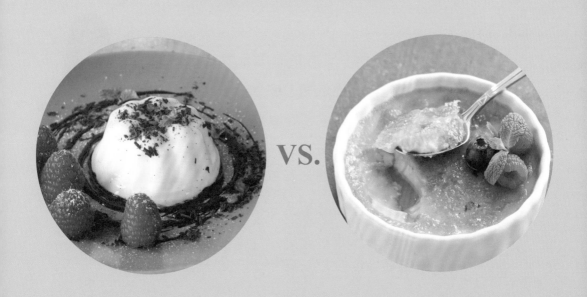

VS.

奶酪是以牛奶、鮮奶油、糖，加上吉利丁凝固而成，一份熱量約 100 大卡；烤布蕾則是以奶酪的食材加上雞蛋蒸烤好，在表面撒上細砂糖炙燒，做出薄脆的焦糖，一份熱量約 200 大卡。

即便這兩種的熱量相差 100 大卡，但對於烤布蕾愛好者來說，還算是能接受的範圍。相對的，其他熱門甜品，如起司蛋糕、檸檬塔、蘋果派、巧克力蛋糕、水果蛋糕等，最少是 300 大卡開始計算，幾乎抵過一份菲力牛排，所以請大家千萬要冷靜！

答案是：奶酪！

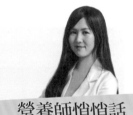

營養師悄悄話

萬一上述蛋糕你不吃回家會魂牽夢縈的話，我還是有些辦法讓你少吃 100 大卡！

起司蛋糕、檸檬塔、蘋果派等派類，香甜酥脆的餅皮是使用麵粉、奶油、砂糖、雞蛋製成，熱量約占整個蛋糕的三分之一，所以請將派皮保留給盤子；巧克力蛋糕、水果蛋糕等奶油蛋糕的鮮奶油，也約佔整個蛋糕熱量的三分之一。雖然把奶油刮除再吃不太優雅，但為了體態和健康，請大家嘗試看看！

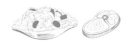 # 營養師的牛排吃法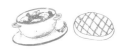

如果按照我的牛排點餐法，這樣一頓約 600 ～ 700 大卡，甚至比一個排骨便當的熱量還少。減重真的不能吃牛排嗎？這個選擇權就交給你了！

湯品

清湯中的番茄湯最佳，有些餐館寫的羅宋湯就是番茄湯，可以向服務生確認。喝膩番茄湯可換成洋蔥湯、牛尾湯等其他清湯類型。

沙拉

日式沙拉醬的熱量最低，如和風醬、柚子醬、梅子醬等。油醋醬、優格醬佐蔬菜或水果也是很好的選項。若是自助式的沙拉吧，水果至多八分碗滿，生菜可無限食用。

排餐

菲力牛排的熱量最低，以三分熟最佳，能夠品嘗肉的鮮甜，甚至能吃到肉汁；紐約客、丁骨牛排、平價牛排的熱量即使是菲力的 1.5 倍，也還在勉強容許的範圍。

甜點

奶酪的熱量最低，烤布蕾比奶酪多 100 大卡、可列為次等選項。

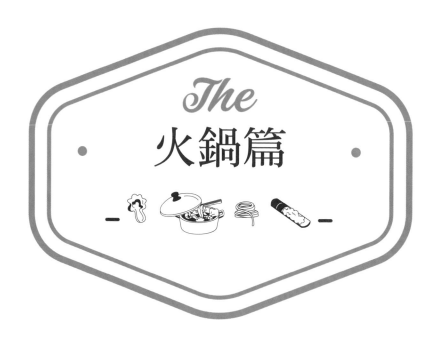

The
火鍋篇

大家都會知道要吃原型食物，但原型食物到底是什麼呢？
原型食物是從 Whole Food 翻譯而來，
泛指看得出原來是什麼型態的食物。
在火鍋配菜中，舉凡澱粉（南瓜、芋頭、玉米等）、
蔬菜（茼蒿、高麗菜、大陸妹、金針菇、杏鮑菇等）、
非加工肉類（雞腿肉、牛豬肉片、蝦子、海鮮等）。
因為沒有額外的食品加工過程，
能避免攝取隱藏的糖、澱粉、油脂等，
熱量會比起加工火鍋料少上一些。
可是，這麼吃的話，完全享受不到火鍋的樂趣！
接下來，我從丸餃、肉類、湯底、甜點來介紹，
營養師如何吃一餐熱量不破千！

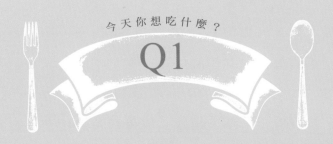

今天你想吃什麼？

Q1

輕熱量的丸餃

貢丸 VS. 魚丸

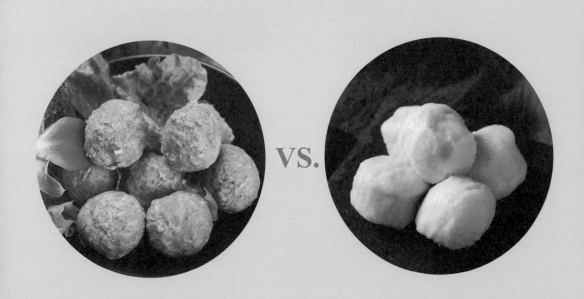

VS.

蟹味棒、魚板、竹輪等海鮮丸餃，主要以魚肉泥拌入些許樹薯澱粉來製成魚漿，一顆熱量約在 10 ～ 50 大卡。至於貢丸、燕丸、燕餃、包肉餡的福州魚丸等豬肉丸，在加工時會混入黏著澱粉，並取用肥肉增加肉汁和口感，所以一顆熱量約 50 ～ 70 大卡。

　　此外，炸豆皮、牛蒡天婦羅、排骨酥等炸物類，需要經過油炸去固型，所以一份市售的熱量約 100 ～ 200 大卡左右，是高熱量的代表。

　　我建議吃火鍋時，**海鮮丸類可以任選 4 顆，豬肉丸類挑 1 顆，炸物類盡量少吃最佳**。萬一你是豆皮愛好者，就拿海鮮丸和豬肉丸各一顆交換，把熱量留給其餘的火鍋料！

答案是：魚丸！

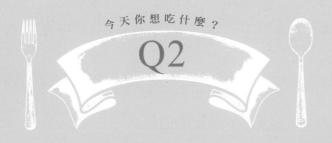

今天你想吃什麼？

Q2

輕熱量的肉類

◇

松阪豬 VS. 梅花豬

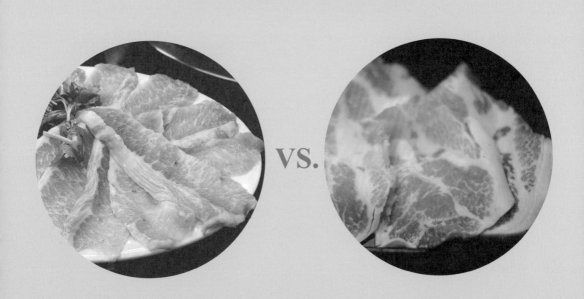

再次複習，白肉比紅肉的脂肪少、熱量較低。在火鍋中的常見白肉包含雞肉、鯛魚片、蝦子、牡蠣、干貝等家禽與海鮮，是肉類最輕熱量的代表，一份約在 200 ～ 400 大卡。

現在我們也都明白，吃紅肉也並非十惡不赦，畢竟紅肉隨著部位的不同，脂肪也有兩～三倍的差異。

高脂肪肉類像是梅花豬、五花豬、霜降牛、雪花牛等；相反的，充滿彈性、爽脆口感的松板豬（豬頸肉），脂肪量偏低，是吃火鍋的紅肉首選！

假使不熟悉肉的品名也沒關係，讓我們從外觀去判別：**油花分布得越勻稱，幾乎看不到完整的紅色肉區塊，這些就是高脂肉。**如果你是無肥肉不歡者，記得最多 2 片哦！

答案是：松阪豬！

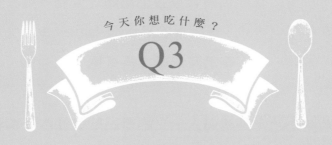

今天你想吃什麼？

Q3

輕熱量的湯底

麻辣鍋 VS. 藥膳鍋

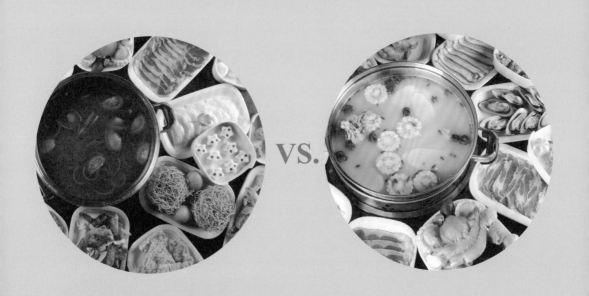

VS.

麻辣、沙茶、咖哩、豚骨等**濃郁湯頭**，濃稠得幾乎無法看見鍋底，甚至還會浮一層油，**一碗湯的熱量約 100 ～ 300 大卡**。至於藥膳、昆布、番茄、酸菜等**清澈湯頭**，沒有過多的油脂，所以**一碗湯的熱量約 30 ～ 70 大卡**。

濃稠湯頭不只是熱量嚇人，又因重口味的緣故，導致鈉經常超過一餐的攝取量，造成非病態性水腫。

這是很多女性的是切身之痛。我曾有位學生工作時穿套裝、高跟鞋，經過一早上的久坐後，每到下午全身會開始浮腫，腳會比原本的尺碼大半號，甚至回家換居家服時，還會發現衣褲留下的壓痕，所以需要準備兩雙鞋做替換，實在是非常困擾。

在飲食諮詢時，我發現她很喜歡吃高鈉食物。但畢竟飲食習慣不容易一時半刻做調整，所以我建議她**多攝取茼蒿、大陸妹、鴻禧菇、金針菇、美白菇等富含鉀的蔬菜，幫助排出多餘的鈉**，這也是常見火鍋菜盤裡的組合。

另外，視湯如命的朋友在未涮肉片、放火鍋料前，可以喝清湯 2 碗或濃湯 1 碗。萬一你喜歡最後才喝精華的話，記得高鉀蔬菜要吃 2 碗以上哦，不然隔天眼皮浮腫、雙眼皮變單眼皮才來急救，可是很辛苦的！（在 P.276〈別人說你胖？其實只是水腫而已！上班族必學的消腫秘方！〉營養師針對高鈉食物會有更詳細的介紹！）

> **答案是：藥膳鍋！**

　帶你爽吃美食又能瘦，才是營養師！

今天你想吃什麼？

Q4

輕熱量的甜點

霜淇淋 VS. 冰淇淋

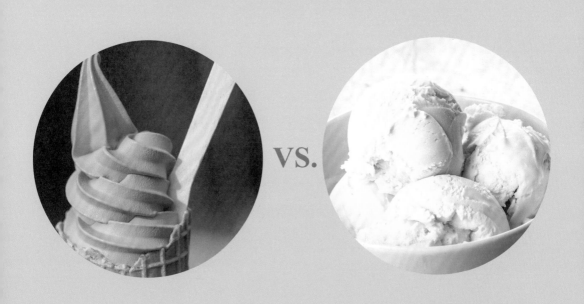

VS.

你有發現霜淇淋比冰淇淋融化得快嗎？

以牛乳、水、糖為主要材料的霜淇淋，牛乳的乳脂肪約在 5% 左右，需要再加膠體並混入空氣攪打，因此約有 30% 左右的空氣，才有輕盈滑順的口感，一隻原味或巧克力的霜淇淋熱量約在 120 ～ 200 大卡。

冰淇淋則是以霜淇淋的材料為基礎，再加上鮮奶油去調整乳脂肪含量至 10 ～ 20%。當乳脂肪含量越高，冰品就會越綿密滑順，組織也更扎實，一球冰淇淋約在 150 ～ 300 大卡。

> 答案是：霜淇淋！

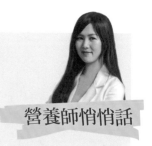

營養師悄悄話

為什麼我會對甜食研究這麼透徹？説起來真害羞，我在飲食上也有壞習慣，總喜歡在吃完鹹食後再來點甜食。雖然對於體重管理、血糖恆定都有不好的影響，但非常嘴饞的時候，偶爾會選霜淇淋讓自己開心一下，推薦給同樣熱愛飯後甜點的你！

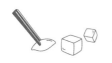 # 營養師的火鍋吃法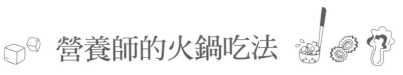

火鍋盡量挑選原型食物，像是蔬菜都可以無限吃。開吃火鍋時，記得先吃一碗蔬菜後，其餘內容可參考：

主食類

挑選南瓜、芋頭、玉米等原型澱粉主食，它們含有適量纖維、促進飽足感，全部一碗就很足夠。

肉類

以雞肉、海鮮為首選，松阪豬也可以，這些肉品一份市售的份量剛剛好。盡量避免油花分布勻稱、幾乎看不到完整紅色的高脂肉，肥肉愛好者至多 2 片。

丸餃類

海鮮丸類任選 4 顆，豬肉丸類挑 1 顆。豆皮愛好者請拿海鮮丸和豬肉丸各一顆來交換。

湯底

藥膳、昆布、番茄、酸菜等清湯底最適合。在未加任何配料前，可喝清湯 2 碗或濃湯 1 碗，愛喝精華湯底的人，記得補 2 碗茼蒿、大陸妹、鴻禧菇、金針菇、美白菇等高鉀蔬菜，平衡攝取過多的鈉。

醬料

醬料以清醬油為主，可加蔥花、辣椒、蒜泥、薑末、蘿蔔泥、醋。萬一你超愛沙茶醬、辣油、蛋黃、豆瓣醬、麻醬、花生粉等高油佐料，以一餐半匙最佳（一匙是外食麵攤的白色塑膠湯匙）。

甜點

飯後甜點不可取，但真的嘴饞時，記得選擇低脂低熱量的霜淇淋哦！

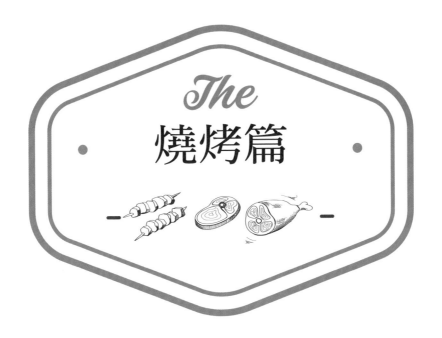

The
燒烤篇

在火鍋篇有介紹高脂肉類，在燒烤店遇到的肉品種類更多了。

由於店家的肉片厚薄度和大小不一，

而且有些先醃過、有些沒有，所以這篇也以熱量高低來比較哦！

另外，只想大口吃肉的人，我會建議一盤肉搭配一盤生菜食用，

生菜裡的維生素 C、礦物質、纖維質，

能減少高溫燒烤的有害物質對身體的影響。

今天你想吃什麼？

Q1

輕熱量的牛肉

◈

牛小排 VS. 牛舌

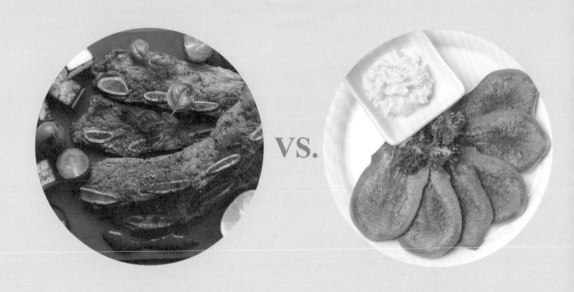

有別於大眾覺得內臟就是熱量高的認知，也屬於內臟的牛舌，前端的紅色肉澤較深而且均勻，沒有什麼油花；越往根部，所含油脂越多、口感也越柔軟；而牛小排位於肋骨附近，富有大理石紋的脂肪，肉質鮮美，屬於高脂肉類，熱量比牛舌多上一些。

方便記憶的最理想方式，就是用「看」的！幸好部分燒烤店有生肉圖片的菜單，只要看哪一種肉片的**油花分布得越勻稱，就表示脂肪含量偏高。**

假使沒有照片，或是店家先幫客人烤好才上菜，也可以看哪種熟肉的湯汁多來判別，**畢竟那不是湯，而是油啊！**我建議牛舌吃一份，牛小排分半份就好囉。

答案是：牛舌！

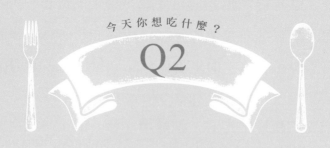

今天你想吃什麼？

Q2

輕熱量的牛肉

牛翼板 VS. 牛橫膈膜

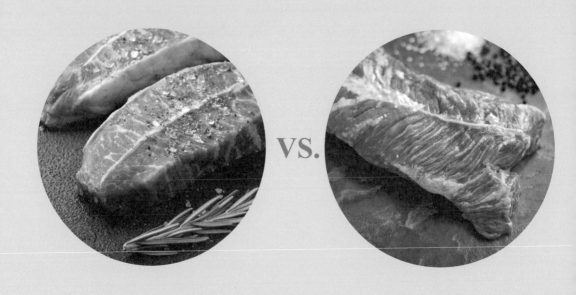

VS.

帶你爽吃美食又能瘦，才是營養師！

牛翼板位於前腿的上肩部，屬於牛肩肉。這部位經常活動，所以肌肉發達、油花偏少、常有細筋，肉感也比較堅實，是牛肉幾乎最瘦的部位，比牛舌熱量還低。

　　這類肉不適合烤太久，一面變熟後要立馬翻面，等肉一變色就要吃，不然肉質會過老。有一次我跟朋友聊天太開心，忘記要顧著肉，結果不小心烤過頭……我永遠無法忘記吃過熟的牛翼板就咬橡皮筋一樣，完全咬不爛！

　　而牛橫膈膜乍看之下是一般肉片，但其實是位於牛的肺與胃的間隔，仍屬於牛的內臟。富有筋膜、吃起來嚼勁十足，只有些微的油脂，再次顛覆內臟就是又肥又油的觀念，所以兩者都能吃 1 ～ 2 份沒問題。

　　聰明的你是不是也發現，像是牛翼板、牛橫膈膜、肩胛板腱、肩板腱、辣椒肉、牛心、上好牛舌等，**越低脂的肉，口感越是扎實，甚至帶點韌度！**

> **答案是：兩者都可以！**

今天你想吃什麼？

Q3

輕熱量的豬肉

◈

豬大腸 VS. 豬五花

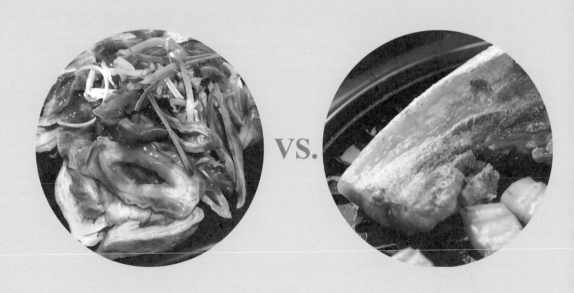

VS.

「我都以為是內臟比較肥，所以才吃豬五花耶，想說那至少還是肉！」朋友吃驚地說。

「如果你知道豬五花的熱量是豬大腸的兩倍，你就不會點了。」

很多人因為怕胖，所以點菜時總是想避開大腸、改點豬五花，在被我突破盲點後，豬五花就鮮少出現在我的燒烤派對上了。因為朋友間都開始互相分享：你知道嗎？豬五花竟然比豬大腸還肥！

豬大腸的確比豬里肌、松阪豬的熱量高，但和豬五花相比，熱量卻少一半。

而豬五花是位於豬肚附近的肉，你想想滷過的豬五花還能在熱鍋上乾煸出豬油，那油脂有多驚人！

「那梅花豬應該沒問題吧？」朋友又問。

其實梅花肉是位於豬肩骨上方的肉，肩胛部位活動較少，所以導致油花偏多，熱量也比豬大腸要高！

我建議豬大腸吃半份，豬五花、梅花肉吃 1 ～ 2 片就好，免得我們也長出肥肚子啦！

答案是：豬大腸！

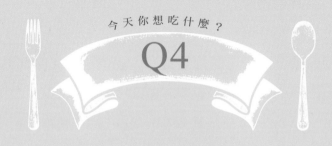

今天你想吃什麼？

Q4

輕熱量的雞肉

◇

七里香 VS. 手羽先

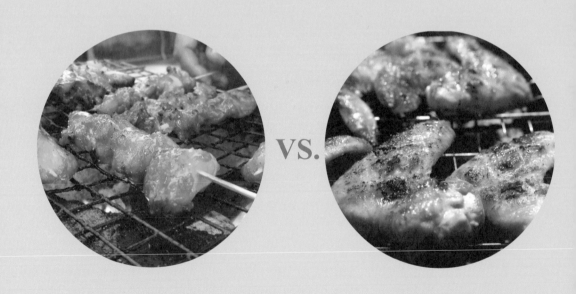

VS.

七里香是雞屁股的雅名，而手羽先是雞翅的日文。

如果你覺得屁股比較胖，那誤會可大了，**單隻雞翅的熱量是單個雞屁股的四倍！**

這也是發生在我好友身上的慘案。老實說，喜歡吃燒烤的人不太喜歡烤雞翅，不但擔心皮會燒焦、容易烤不熟，而且肉又少。但我卻發現友人先點了兩盤雞翅、一盤雞屁股，她交錯地吃這兩類雞肉。結果她吃完這三盤後，又要加點雞翅，我就說：「妳真的很喜歡雞翅耶！」

「沒有啊！我其實更喜歡雞屁股，要不是它太油，不然我只想吃雞屁股！」

雖然雞翅跟雞屁股一樣幾乎以皮為主、沒什麼肉，但整體的體積相比，翅膀大上屁股很多，尤其燒烤時不太有人剝皮吃，所以是整隻雞熱量最高的部位。

我建議雞屁股只吃一份，如果很喜歡啃雞翅的人，一餐 1 ～ 2 隻還可以哦！

各位也猜到，最後朋友馬上改點單，交給服務員時還忍不住一直大笑。接下來，雞翅也消失在我的燒烤派對了。因為朋友圈又開始流傳：你知道嗎？雞翅竟然比雞屁股還要肥！

答案是：七里香！

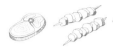 # 營養師的燒烤吃法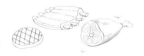

燒烤店的迷思很多，不知道你或朋友有發生過前面的故事嗎？

身為一名肉食系營養師，我希望讓你能更安心吃肉！不過，提醒一件事：食物經過燒烤、油炸等高溫烹調時易產生致癌物，燒烤聚餐一個月不超過兩次，更能避免大腸癌／乳癌的風險。（在 P.284〈肉食族多做這些事，遠離大腸癌／乳癌！〉我再詳細介紹在日常如何預防癌症。）

肉品（點菜請先選白肉，次選紅肉）

海鮮：花枝、貝類、蝦類為主，避免加奶油、蛋黃醬的品項。

雞肉：雞串燒、雞腿、雞屁股為優先，雞翅至多 1 ～ 2 隻。

豬肉：松阪豬為優先，豬大腸半份，豬五花、豬梅花吃 1 ～ 2 片就好。

牛肉：油花越少、口感越扎實的肉類熱量較低，例如牛翼板、牛橫膈膜、肩胛板腱、肩板腱、辣椒肉、牛心、牛舌等最佳。

醬料

已醃過的肉就不再沾醬，未調味的肉以鹽類（玫瑰鹽、海鹽、岩鹽等）、香辛料（孜然粉、胡椒粉、咖哩粉等）調味最佳。

沾醬以清淡為主，並請小心帶甜味的醬汁，如：胡麻醬、甘味醬油、BBQ 烤肉醬等。

蔬菜

生菜、沙拉、泡菜最佳，避免加起司、奶油、蛋黃醬的品項。

飲料

以無糖飲料（茶飲、氣泡水、零卡可樂等）並無酒精為主，把熱量留給想吃的食物。

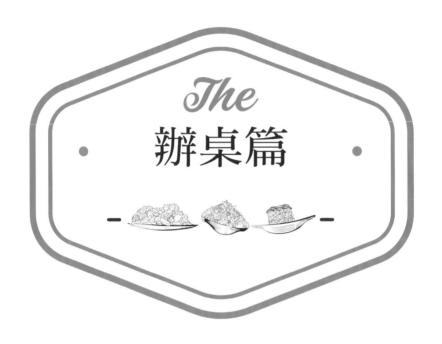

The
辦桌篇

舉凡喜宴、尾牙、春酒的時節，
華人特殊的辦桌文化，包羅萬象的菜餚：
鹹香帶勁的酒燒烏魚子、入口即化的紅燒獅子頭、
米香彈牙的紅蟳米糕、濃醇鮮甜的佛跳牆，
每一道菜都讓人想裝下肚！
中式料理的色香味俱全，從食材挑選、
烹調方式處處暗藏熱量玄機。
本篇以「高熱量的菜色」為討論主軸，
帶大家趨吉避兇！

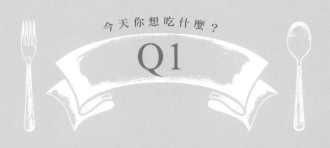

今天你想吃什麼？

Q1

高熱量的涼拌菜

◆

酒燒烏魚子 VS. 涼拌海蜇皮

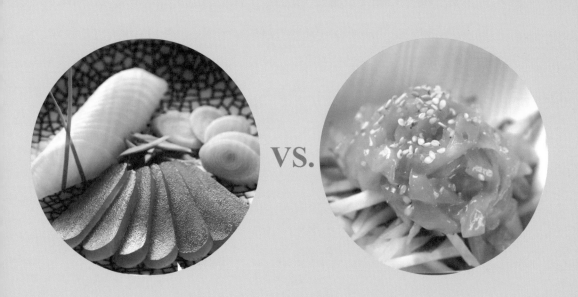

VS.

海蜇皮其實是一種食用水母，低脂肪、低熱量，彈脆的口感是因為它還富含膠質，很適合在餐前來墊墊肚子。

而烏魚子就像是大部分動物的蛋一般，脂肪含量偏多、膽固醇高、熱量也高，所以當用高粱酒淋在烏魚片上，再點火烤燒時，烏魚子更能散發潤醇海味。

雖然有著上述這些缺點，但烏魚子同時也是維生素 A 的優良食物來源。比起胡蘿蔔素要轉換才能被身體使用，烏魚子更能照護我們的眼睛。

辦桌菜裡的烏魚子，除了顏色討喜、吉祥意涵之外，說不定還暗藏著廚師的用心，了解用餐者在年節前工作忙碌、用眼過度，讓大家補補維生素 A 緩解眼睛不適。

但是，烏魚子熱量確實高，一片約 80 大卡。我建議：一餐至多 2 片，一片約兩根手指寬厚度。

答案是：酒燒烏魚子！

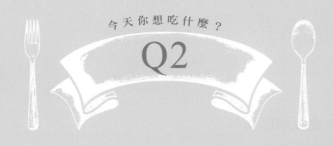

今天你想吃什麼？

Q2

高熱量的餐點

紅燒蹄膀 VS. 紅燒獅子頭

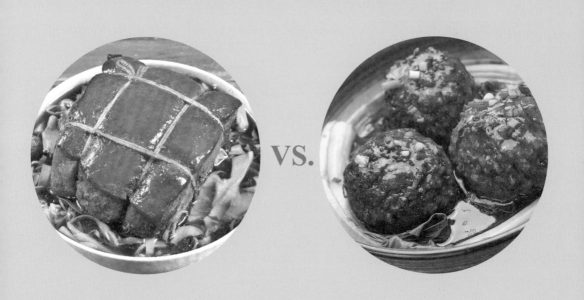

VS.

「居然不是紅燒蹄膀！」每次陷阱題的答案一揭曉，台下的聽眾忍不住驚呼出來。

　　紅燒蹄膀、筍絲控肉、東坡肉等料理，都是豬肉最油的部位，因有著明顯的乳白肥肉、或油光閃閃的豬皮，大家都懂得退避三舍，就算想吃也會淺嚐即止。

　　中式料理中，**最麻煩的就是絞肉料理！**

　　紅燒獅子頭是透過肥瘦參雜的絞肉丸，透過油炸定型再紅燒燴製而成，因為看不見油亮、肥滋滋的形象，往往讓人對它放下戒心，但一顆獅子頭竟然快 150 大卡！要知道一片蹄膀熱量才 120 大卡左右啊，兩者真的差不了多少。

　　我建議可以將獅子頭與家人分享，淺嚐半顆即可；或任選一種三層肉，至多 1 片（約三根手指寬厚度）。

> **答案是：兩者都是！**

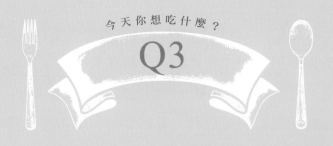

今天你想吃什麼？

Q3

高熱量的餐點

◈

炸春捲 VS. 紅蟳米糕

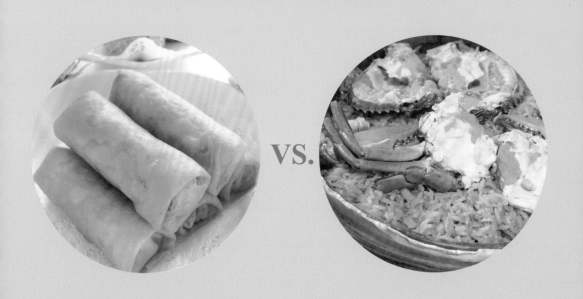

VS.

記得有位過完年來減重的學生，我做完她的飲食紀錄，發現尾牙、過年、春酒都有吃紅蟳米糕，很好奇她是不是很喜歡這道菜色。

她很有自信地說：「我知道油炸類熱量很高，所以那些我都沒有碰，只吃用蒸煮的紅蟳米糕、清蒸鱸魚、八寶菜啦。」

當然，我相信看到這裡的大家都知道，很多食物真的表裡不一啊！其實……一個炸春捲約 200 大卡，一碗紅蟳米糕約 350 大卡。紅蟳米糕、荷葉糯米飯、櫻花蝦米糕因為米飯本身熱量就不低，還為了增添香氣而使用大量油拌炒，所以比起油炸只是麵皮吸油，米糕是直接把油拌入，熱量當然很可觀。

「紅蟳米糕，真的是個騙子！」她皺起鼻頭、俏皮地說。

我建議，若真的很喜歡米糕，或是沒吃飯會不飽的人，最多半碗就好啦！

答案是：紅蟳米糕！

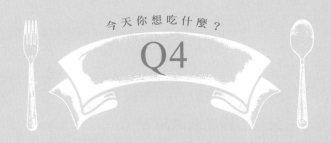

今天你想吃什麼？

Q4

高熱量的湯品

◇◇

魚翅羹 VS. 佛跳牆

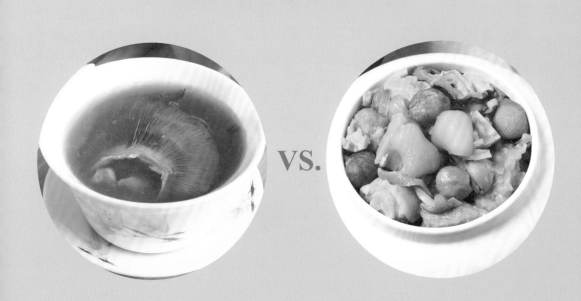

VS.

「可是！魚翅羹有勾芡耶！」每次只要勾芡的菜餚、湯品沒被揪出來，聽眾裡常有幾個熱心的人會提問，深怕這隻漏網之魚被放過！

勾芡畢竟加入少許太白粉、玉米粉或地瓜粉等，一匙太白粉約60大卡，所以勾芡湯的確比清湯高。

不過，讓我們來回憶一下P.178火鍋篇提到：一碗清湯30～70大卡、一碗濃湯100～300大卡，即使清湯因著勾芡加上60大卡，但和濃湯相比，哪一個才是真正的魔王呢？

講究的佛跳牆是將排骨、芋頭、鳥蛋、栗子、蒜頭等炸好，在白甕裡層層堆疊上述的炸物，並放入干貝、魚皮、海參、蹄筋，最後灌入老母雞、豬大骨、金華火腿的濃湯去蒸製。

看到這邊，你一定會發現：佛跳牆根本是熱量界的佛地魔！有濃郁的高湯就算了，配料還有一大堆炸物，一盅上看4000大卡的殺傷力超驚人！

所以我建議，雖然佛跳牆象徵福壽全，但只要喝一碗運勢就會很旺，千萬別貪心哦！

答案是：佛跳牆！

營養師的辦桌吃法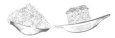

菜色超豐盛，逢年過節、婚宴等各種喜慶的場合都少不了它的辦桌，美味卻又熱量危機四伏，高熱量的餐點，請大家淺嘗即可！

由於每家餐廳菜餚款式非常豐富，無法全部記入，故營養師僅以「高熱量菜餚」來示範我的小鳥吃法：

酒燒烏魚子：一餐最多 2 片，一片約兩根手指寬厚度。

紅蟳米糕、荷葉糯米飯、櫻花蝦米糕：最多半碗就夠了。

紅燒獅子頭、紅燒蹄膀、筍絲控肉、東坡肉：獅子頭半個，其他肉料理最多 1 片，一片約三根手指厚度。

佛跳牆：喝一碗，別貪嘴哦！

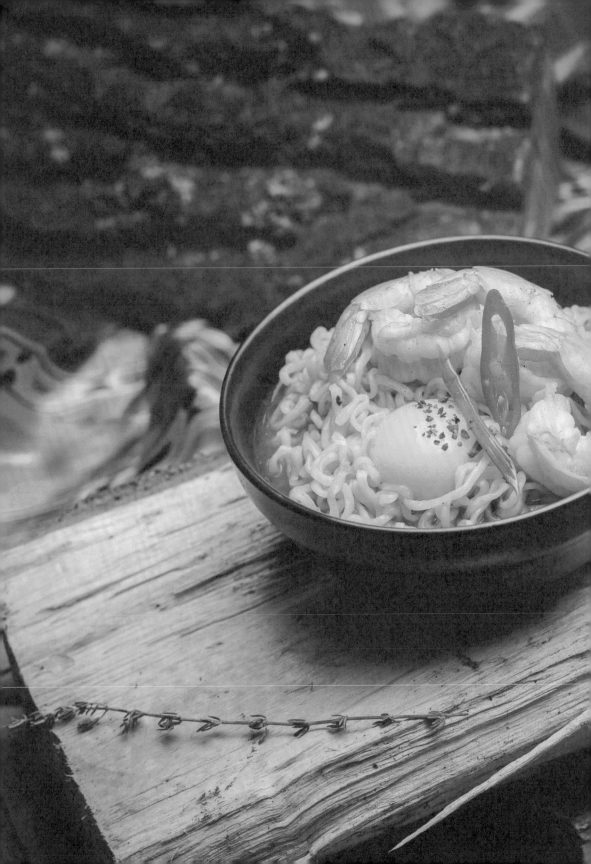

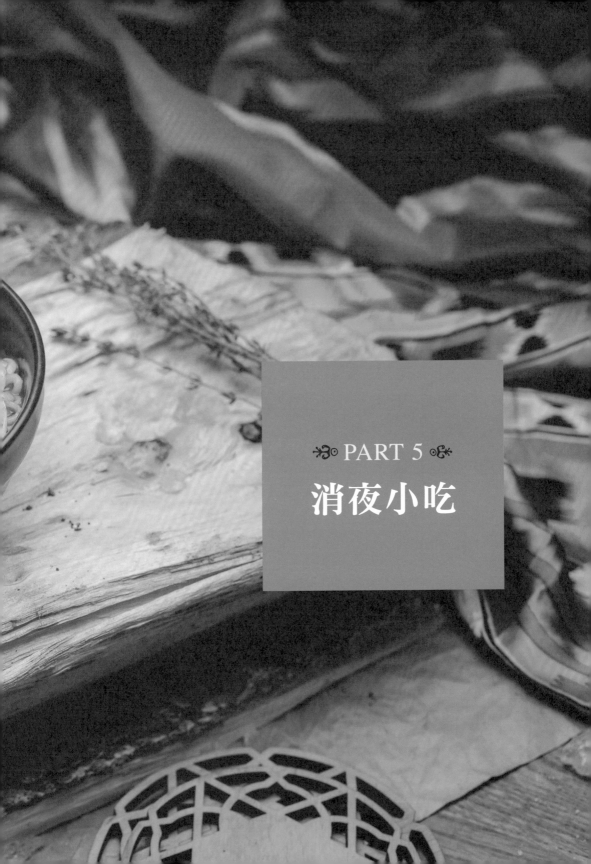

PART 5

消夜小吃

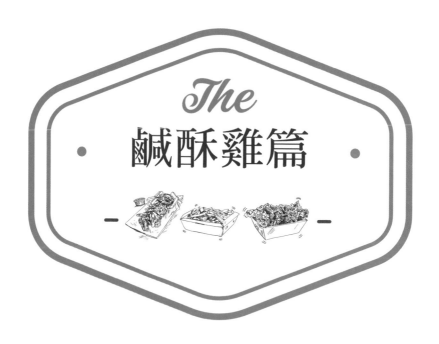

The
鹹酥雞篇

台灣的國民消夜，怎麼能沒有鹹酥雞！
雖然知道吃了會胖，
但那股蒜香滋味、九層塔香氣，
起鍋前灑上胡椒鹽二次提味，實在讓人食指大動！
究竟該怎麼大啖這道經典美食？

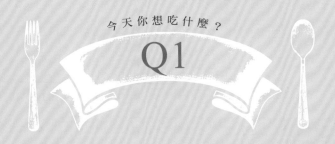

今天你想吃什麼？

Q1

份量相同，但有較持久的飽足感

雞軟骨 VS. 雞肉塊

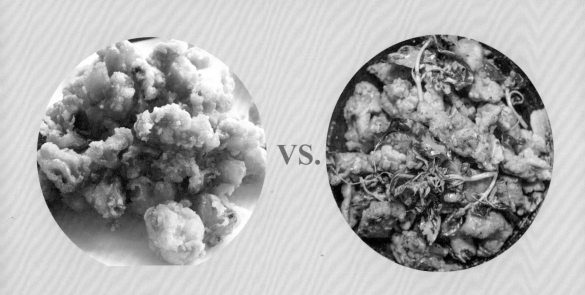

VS.

食欲和大腦中的飽食和飢餓中樞息息相關，當用餐過快時，對大腦的飽食中樞刺激不足，來不及接收飽足的訊息，所以會出現明明已經吃飽、卻還想再吃的狀況，並導致肥胖、胃食道逆流等問題。

雞脖子、雞翅膀等帶有骨頭的「帶骨肉」，因為啃食時要多花些時間，對於飽食中樞有較長的刺激，幫助我們感受到持續的滿足感；加上這些部位的油脂含量豐富，能延緩胃部排空，維持飽足感。

減重者耳熟能詳的「吃飯要咬 15 ～ 20 下」的慢食法則，目的都是為了讓大腦正確接收訊息。我建議理想的時間長度是 20 ～ 30 分鐘，充分咀嚼過食物，不僅能穩定飯後飢餓感，也能幫助消化，減少腸胃道的負擔！

而三角骨、雞軟骨、雞脆骨等，這些從胸軟骨、膝蓋軟骨等處來的部位，也同樣因為需要仔細咀嚼，所以也能為大腦帶來較充裕的刺激。

綜合以上，試著選雞脖子、雞翅膀、三角骨、雞軟骨、雞脆骨等帶骨肉，把吃鹹酥雞的感受好好印入腦中，才不會連自己吃過什麼都不記得啦！

答案是：雞軟骨！

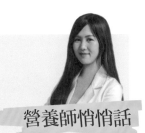

營養師悄悄話

　　我有位中廣身形的工程師學生，因為午休只有 30 分鐘，所以吃一個飯盒不需要 5 分鐘。每次我請他回憶前天中午吃了什麼，他都幾乎無法想起來，甚至還會懷疑自己用過餐嗎？

　　之後，我請他故意在午餐選擇帶骨肉，且吃第一口時要用手去啃食。後續我們討論飲食紀錄時，他說吃飯時間只延長十五分鐘而已，但同樣的便當，飽足感卻增加許多喔！

Q2

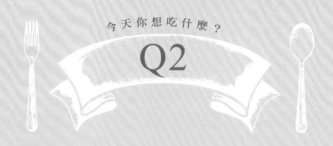

較不吸油輕熱量的主食

⟡

蘿蔔糕 VS. 銀絲卷

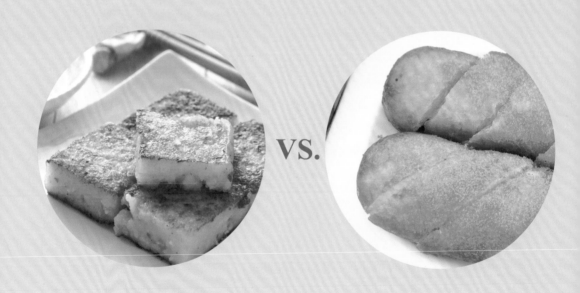

VS.

口感彈牙的主食，大多是混合粉類的加工製品，所以下油鍋前不需要再裹粉，可避開麵衣二次抓油，油炸前後的熱量差異約 1.5 倍而已。

　　像是蘿蔔糕是以在來米粉和蘿蔔做成，市售一份炸蘿蔔糕的熱量約 150 大卡；而芋粿、糯米腸等，市售一份的熱量約在 150 ～ 200 之間，也是不錯的選擇。

　　其中，**最地雷的主食是銀絲卷**，由於是蒸製的麵粉製品，所以有著容易吸油的特性。原本一份市售的熱量約 200 大卡，油炸後竟變成約 500 大卡，和一份炸雞排的熱量不相上下！還想加上一匙約 60 大卡的煉乳？請你真的要三思而後行！

答案是：蘿蔔糕！

　　最記得家人一起吃宵夜時，有個阿姨特別喜歡吃銀絲卷，因為麵粉製品經油炸後，特別能吃到麵粉的香甜。她發現我都不拿銀絲卷，反而一直夾肉吃，於是羨慕地說：「哎！年輕就是本錢，才能一直吃肉！」

　　在我跟她說明實情後，她笑說以後都要改吃肉了。

營養師悄悄話

Q3

少吸油輕熱量的蔬菜

青椒 VS. 杏鮑菇

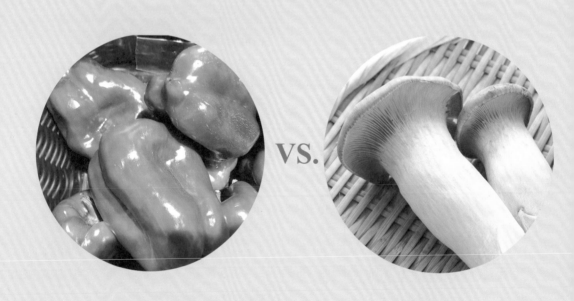

VS.

蔬菜的結構比起肉類疏鬆，經過油炸後熱量最少翻 5 倍以上！聽起來很可怕，不過原本的蔬菜熱量就低，整體算起來，選擇炸蔬菜的熱量還是比較低的。

　　舉例來說，一份市售的青椒約 30 大卡，經過油炸約 150 大卡，是最不吸油的蔬菜代表；而一份市售的鹹酥雞未油炸前約 130 大卡，油炸後約 300 大卡，是炸青椒的 2 倍！

　　但即使炸蔬菜的熱量較低，若是選錯蔬菜，可就得不償失了，比如杏鮑菇的菌菇體間隙較大，原本市售一份約 15 大卡，油炸後變成約 160 大卡，完全是吸油大魔王！

　　點蔬菜時，記得要選擇質地較硬的青椒、玉米筍、四季豆等，不單是熱量較低，而且較少吸油，更有利於體重管理和健康維護哦！

答案是：青椒！

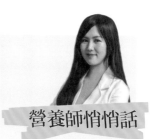

買鹹酥雞時，若是炸鍋的油起油煙、產生油耗味、顏色變深，這都表示油品已經變質、有致癌物的風險。

若不易觀察到油鍋的變化，我們也可以聞聞身上的衣物是否有油煙味殘留。如果只是辛香料的味道，當離開攤位時這些香味就會消失；而油煙味是油脂在高溫下揮發出的多種小分子，特別容易停留在衣物的纖維中。

這些揮發分子，比如多環芳香烴、揮發性亞硝胺、異環胺類等都有可能誘發癌症！其中丙烯醛已被證實與肺癌有關。

炸物的困擾不單是熱量高而已，油品裡的壞東西也需要注意，盡量選擇不吸油的蔬菜類為佳喔！

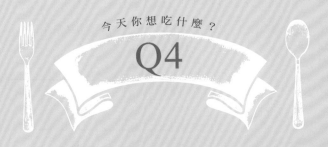

今天你想吃什麼？

Q4

緩解炸物毒素的飲料

◇

加纖維飲品 VS.酸梅汁

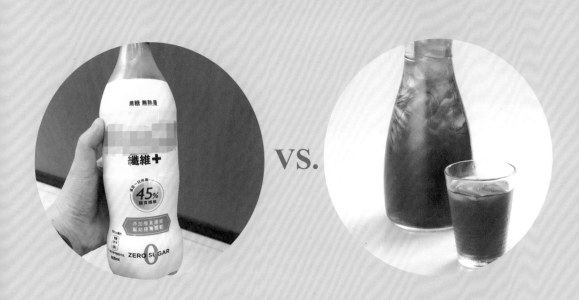

VS.

膳食纖維能促進腸道蠕動、縮短毒素接觸腸道的時間，但我不鼓勵以炸蔬菜來補充。畢竟蔬菜容易吸油，而炸油裡的毒素更是我們的嚴防對象。

針對外食者，有一個更便捷的方式，就是尋找有添加纖維的飲品！隨著健康意識抬頭，許多店面已有販售添加纖維的綠茶、可樂。

纖維有兩種，第一種是先前提到的高纖蔬菜，屬於非水溶性纖維，吃起來口感粗糙（在 P.71 可以複習一下）；第二種是水溶性纖維，這類纖維顧名思義，就是可以溶於水中，加纖維飲品就是使用這類纖維。

飲料的包裝上若標示「油切」「加纖」「Fiber」等字樣，就屬於加纖維飲品。也可以更精準的從營養標示去確認，像是菊苣纖維、膳食纖維、水溶性纖維、難消化性麥芽糊精、Fibersol － 2 等，都是食物中常見的添加纖維。

至於又酸又甜的酸梅汁，感覺很解膩，其實含糖量很驚人！一個小寶特瓶，就有約 30 公克的糖，和一杯全糖珍奶差不多，是個隱藏的減重地雷！

答案是：加纖維飲品！

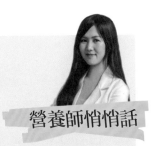

營養師悄悄話

　　一個小寶特瓶的加纖維飲品，纖維含量有 5 ～ 12 公克不等。一天纖維的建議量雖然是 25 ～ 35 公克，但我建議，從飲料來的纖維一天不超過 12 公克最佳。

　　過量的水溶性纖維會在腸胃發酵，可能造成脹氣、腹瀉，也會影響維生素、礦物質的吸收。此外，這類型纖維會吸水，有些人因為水喝得不夠，反而還因此便祕了！

營養師的鹹酥雞吃法

　　色香味俱全的鹹酥雞，我們很難拒絕它！但為了維持體重和健康管理，我建議兩週吃油炸物不超過一次為佳。

肉類

　　雞脖子、雞翅膀、三角骨、雞軟骨、雞脆骨等帶骨肉，由於啃食較費力，更能帶來飽足感，吃一個手掌心的量，避免熱量攝取太多！

主食

　　蘿蔔糕、芋粿、糯米腸等彈牙主食，不需要裹粉油炸，可避開麵衣二次抓油，熱量才不會多好幾倍。只要一碗裝的份量，就能讓你吃很飽！

蔬菜

　　雖然蔬菜很會吸油，但青椒、玉米筍、四季豆等少吸油蔬菜，可以任挑兩種放心吃。不單熱量較低，也減少吃進油炸油對健康的不良影響。

飲料

　　無糖或代糖的加纖維飲品，目前在便利商店裡都能找得到。適度的纖維可以促進腸道蠕動、縮短毒素接觸腸道的時間，緩解炸物毒素對健康的影響。

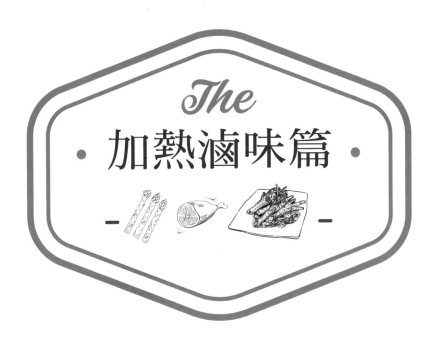

The
·加熱滷味篇·

台灣的夜市小吃，怎麼能沒有加熱滷味！
中藥滷包的香氣、口味清爽不油膩、琳瑯滿目的配料，
不論一個人加班後吃，
或點一大盤和朋友分享都是不錯的選擇！
加熱滷味暖胃又暖身，加熱方式也偏向水煮，
應該可以安心地享用吧？

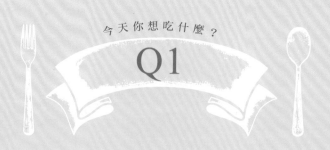

今天你想吃什麼？
Q1

輕熱量的主食

冬粉 VS. 鍋燒意麵

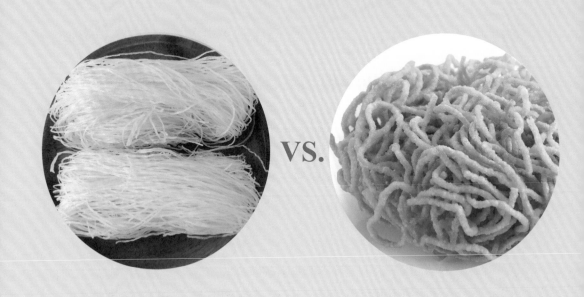

VS.

帶你爽吃美食又能瘦，才是營養師！

鍋燒意麵是將意麵油炸後成形，如同炸銀絲卷，油炸後的意麵熱量非常高，市售一份將近300大卡，是冬粉的2倍！此外，雞絲麵、王子麵等也屬於油炸麵類，熱量也在250大卡左右。

　　但熱量低的冬粉就能盡情吃嗎？老實說，加熱滷味是廣義的水煮類型，除非食材本身是加工品或油炸過，不然熱量都不會太高。**滷味的最大癥結點是太鹹**，不小心會吃進太多「鈉」！長期吃進過量的鈉，水分容易蓄積在體內，造成非病態性水腫。

　　入味的冬粉熱量確實很低，但極容易吸湯的特性，鈉量怎麼能不高呢？嘗試不吃任何麵類而改成切塊的玉米，熱量和冬粉差不多，鈉卻會少很多哦！

答案是：冬粉！

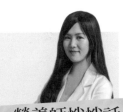

營養師悄悄話

　　我有個在媒體圈工作的學生，上下班時間不固定，經常在夜市解決她的晚餐。

　　她因為怕胖，不是吃加熱滷味就是吃鹹水雞，但兩者都是重鹹的小吃。於是，我們第一個月只把加熱滷味的吃法和頻率做調整，她就少了兩公斤，臉浮腫的困擾也有明顯改善。最可怕的不是胖，而是只是「看起來胖」啊！

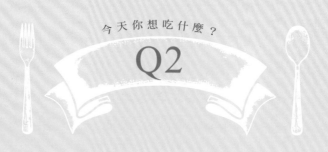

今天你想吃什麼？

Q2

輕熱量的豆製品

蘭花干 VS. 魚豆腐

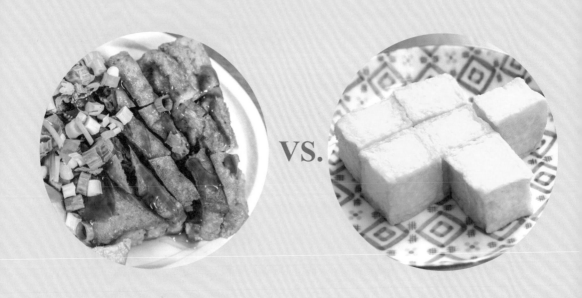

VS.

在 P.67 自助餐篇提過：炸豆皮、三角豆腐、百頁豆腐等都是高熱量豆製品，而蘭花干（或稱花干），是將豆乾以斜刀切後再油炸，讓外表呈現交錯的結構，也屬油炸豆製品的一種，市售一份的熱量約 150 大卡。

另外一方面，魚豆腐不是豆腐！它是以魚漿、雞蛋、植物油、澱粉等食材，經油炸後製成，由於外觀呈現方型，才被稱呼魚豆腐，市售一份的熱量約 100 大卡，熱量一點也不低！把它當作丸餃類的火鍋料會比較適合。

答案是：都不是！

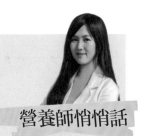

營養師悄悄話

「那……凍豆腐應該可以吃吧？」講座中，總有深愛豆製品的學生，仍不死心、存有一絲希望的詢問著。

凍豆腐是新鮮豆腐冷凍後製成，所以豆腐結構被冰晶破壞，有孔洞、比較破碎，導致吸水性超強。這樣的凍豆腐，如果在過鹹湯汁中滷過，會發生什麼事情呢？

沒錯！它非常類似冬粉的窘境，本身都沒問題，卻會被滷汁帶壞！因此還是要斟酌食用喔！

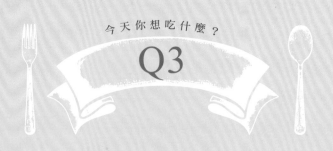

Q3

輕熱量的豬肉

嘴邊肉 VS. 豬耳朵

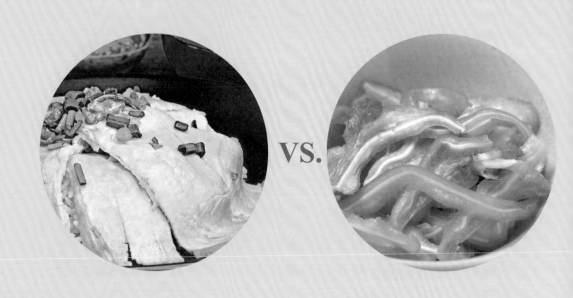

VS.

嘴邊肉，因紋路像菊花，也被稱菊花肉（不是豬屁股的肉喔），100 公克約 140 大卡，屬於低脂的豬肉。

豬耳朵有著豬皮和豬軟骨，沒有什麼肉，許多人以為它熱量不高，還當成補充膠原蛋白的方法。

很遺憾的是，而有看過豬頭皮橫切面的人，應該會看到跟豬耳朵一樣，在最外層醬滷色的下面，還有一層白白的，**那些全都是脂肪**！理所當然，100 公克豬頭皮的熱量接近 500 大卡！豬耳朵 100 公克約 230 大卡。

我有許多愛看網路文章的學生，曾將一篇號稱豬耳朵低脂、低熱量的文章傳給我，裡面來列舉它的維生素和礦物質，推廣減重的人與其吃豬肉，不如吃豬耳朵。我閱讀後，只能跟對方開玩笑說：「我覺得……這是豬農的業配文！」

答案是：嘴邊肉！

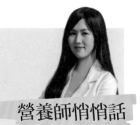

我真的很確定它不能減重。至於豐胸其實這是個狡猾的議題，畢竟當全身都變胖，胸部自然而然也會飽滿啦！

營養師悄悄話

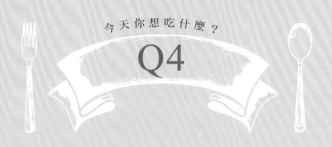

今 天 你 想 吃 什 麼 ？

Q4

趁機補補血的肉類

牛肉片 VS. 鴨血

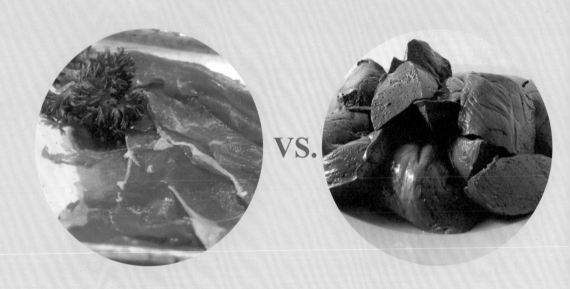

VS.

在 P.61 便當篇提過：以牛腿和雞腿相比，牛肉的鐵是雞肉是 2 倍之多！

100 公克的牛肉片，有將近 2 公克的鐵。但一山還有一山高，每 100 公克的鴨血，約有 15 公克的鐵，是牛肉的 7.5 倍！此外，以豬血、糯米製成的豬血糕，100 公克也有 12 公克的鐵，都是牛肉片的 5 倍以上。

建議處於生理期的女性，或者最近容易喘、疲累虛弱、頭暈不適、四肢冰冷的朋友，在吃加熱滷味時可以趁機補充鐵質，比如鴨血、豬血糕等，可以舒緩因此缺鐵帶來的不適感。（在 P.61 有完整的缺鐵評估勾選表，歡迎大家複習一下。）

鴨血的熱量很低，市售一份約 100 大卡，還能補鐵，感覺好處多多。然而，製作鴨血時會添入鹽水協助凝固成形，導致市售鴨血的鈉約 300 毫克，含量偏高，小心吃過頭還是會水腫哦！

答案是：鴨血！

營養師的加熱滷味吃法

加熱滷味是很好的減重幫手，整體的熱量算低，只是要多花點心思在鈉上。

換句話說，就是要特別小心容易吸湯的食材，例如：冬粉、凍豆腐等，就能放心享用了！

主食
切塊的玉米是最好的選擇，其它不論是冬粉、蒸煮麵、烏龍麵、王子麵、鍋燒意麵等麵類，或者蘿蔔糕、芋粿等粿類都容易吸湯，一不小心鈉就會爆表哦！

肉類和豆製品
嘴邊肉（菊花肉）、豬腱肉等豬肉，或是腐竹、豆包等未經油炸的豆製品都很合適，任選兩項，讓你吃飽不怕胖！

蔬菜
空心菜、青花椰菜、地瓜葉、大陸妹、鴻禧菇、金針菇、美白菇等高鉀蔬菜，記得挑選三種緩和過多的鈉，也能增加飽足感。

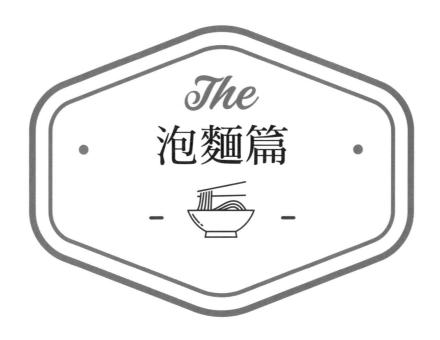

The
泡麵篇

號稱泡麵達人的美國部落客，
將台灣泡麵列在十大排行榜之中！
不論是超商或量販店都能輕鬆購買，
加上沖泡簡單、不太需要烹飪技巧，
我把泡麵視為一種居家型的外食餐點。
大半夜的時候來碗泡麵，完全是療癒身心的消夜首選！

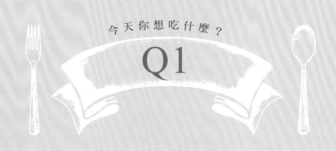

Q1

輕熱量的麵體

⬦

風乾麵 VS. 油炸麵

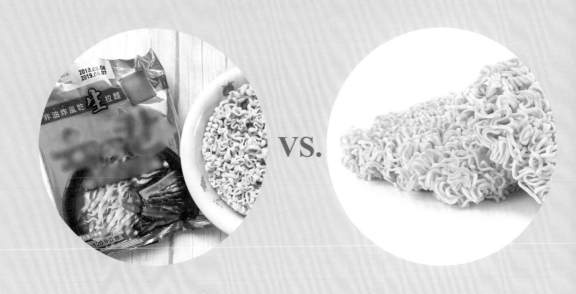

VS.

隨著健康意識抬頭，越來越多的泡麵從油炸方式改成風乾型態，但由於設備昂貴，目前還不夠普遍，因此廠商為了突顯自己的特色與用心，**會直接了當在包裝袋寫上「風乾麵」**。

不過，老實說一包風乾麵的泡麵，大約要 65 ～ 75 元不等，實在要價不菲，吃碗泡麵都跟一個便當差不多了！

對於口袋不深的我，常用偷吃步的**「熱水燙麵法」：將油炸麵先以熱水燙過，簡易去油**！

油炸麵是將麵先蒸後炸製成，所以用熱水把麵快速燙過，麵體有泡開但還沒變軟，油就會先溶在熱水裡。這時把熱水倒掉，換成新的熱水再把泡麵完全煮熟，熱量自然就會少一些。

雖然聽起來很麻煩又費時，但實際上只多花 3 ～ 5 分鐘，就能讓你吃得更健康，也能節省你的荷包！下次沖泡麵時可以試試看哦！

答案是：風乾麵！

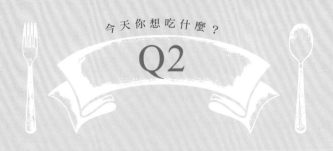

今天你想吃什麼?

Q2

減少肝臟負擔的包裝

袋裝 VS. 紙杯

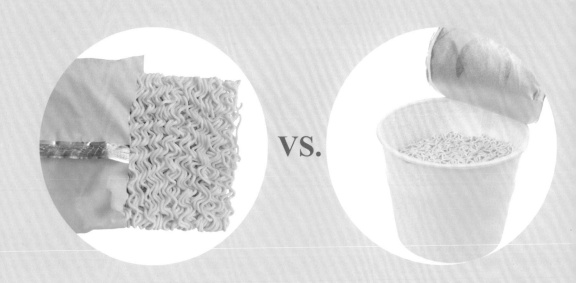

VS.

紙杯的內膜，大多是低密度聚乙烯的塑膠薄膜（LDPE），耐熱度在 70 ～ 90℃。聰明的你可能會發現一個矛盾：泡麵的熱水都是用滾水，也就是 100℃，這樣 LDPE 不就融化了？

根據台灣癌症基因會的資料，LDPE 是不會產生毒性的，不像是塑化劑，可能有環境荷爾蒙的疑慮。可是，這類物質畢竟不是天然物質，吃進人體後仍需要透過肝臟代謝，吃多了同樣會增加肝臟的負擔。

因此營養師會挑選袋裝泡麵，裝在不鏽鋼的泡麵碗去沖煮，盡量從可以做到的部分來減少對肝臟的傷害。

答案是：袋裝！

你一定聽過這句著名的廣告詞：「肝若壞，人生是黑白的。」看看以下的困擾，你的人生是彩色還是黑白呢？

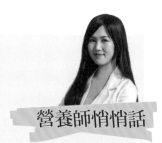

☐ 臉色偏黃，身體也有些虛弱，別人都說你最近氣色不好

☐ 睡眠品質不好、半夜容易醒，早上睡醒還是覺得累

☐ 張嘴就有臭味，即使按時刷牙、使用漱口水，嘴巴味道還是很重

☐ 腹部常疼痛，偶爾有噁心、嘔吐或腹脹的困擾

☐ 食欲不振，即使吃重口味、偏酸辣的食物也無法開胃

☐ 不固定位置的發癢，但沒有明顯的疹子或顆粒

☐ 傷口不容易癒合，比起過往要更多時間傷口才會好，甚至容易發膿

上述的情境勾選超過三個，建議至家醫科診所做健康檢查，確認是否有肝臟發炎的可能哦！

Q3 吃泡麵有防腐劑，吃多會傷身嗎？

依據衛福部食藥署強調，依據現行「食品添加物使用範圍及限量暨規格標準」規範，泡麵麵體不能添加防腐劑！

泡麵能夠長期保存的關鍵，**在於生產過程中的高度脫水。**

如同先前介紹麵體要透過油炸來定型，高溫油炸會大幅蒸發泡麵裡的水分，讓微生物不容易繁殖、減少產品變質的可能性。即使是採用風乾的方式，也是以高溫熱風的設備，同樣具有殺菌、脫水的功效。

因此，泡麵沒有防腐劑不會傷身，**真正要傷身的是泡麵的「鈉」！**

一天鈉的攝取量應不超過 2400 毫克，但一包沒有什麼調味的王子麵，鈉含量就有 400 毫克！更何況調味豐富的泡麵，有些竟然直逼 2400 毫克！長期下來，一週吃超過 2 次泡麵，怎麼能不傷身呢？

答案是：謠言！

Q4 保持味道不變，但鈉含量減少一半！
你會怎麼加調味包呢？

這個作弊的概念就是濃度不變！

一般吃法是一杯麵要搭配 500 毫升的水，以及一整包醬料；但在味道不變的情況下，把麵煮熟後，我把水減少成一半，也就是 250 毫升，調味料和油包當然也只需要一半（甚至低於一半），我們也會覺得味道夠了！

「為什麼不是加水稀釋，而是把水和醬料包都減半？」這麼問的好奇寶寶，其實是用直覺去聯想，像是我們吃到過鹹食物時，也是趕快喝水來消除鹹味，對吧？

但是，就算加水稀釋，鈉還是在那碗泡麵裡，如果我們把湯喝個精光的話，吃進肚子裡的鈉也一點都不會少哦！

「那為什麼不直接把調味包減半就好了？」

這個問題也非常好！但我發現太多學生都說泡麵不夠味道，反而又加了剩下的醬料包，所以才發展出這個神奇的方式。歡迎大家搭配「熱水燙麵法」一起試試看哦！

答案是：將泡麵煮熟後，把水先減量，再加半包調味料和油包！

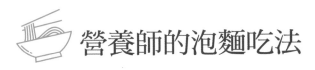營養師的泡麵吃法

對於忙碌到沒時間吃飯的人來說,泡麵是個快速止飢的食物,到底該怎麼吃才會不胖又不傷身呢?

麵體
選擇風乾麵最佳,通常在包裝袋上會註明。

包裝
選擇袋裝的泡麵並以不鏽鋼碗沖泡,就能避免吃下塑膠薄膜,減少肝臟負擔。

不傷身小祕技
熱水燙麵法:油炸麵也沒關係,先以熱水燙過,簡易去油。

減水減鈉法:將泡麵煮熟後,把水先減量,再加半包調味料和油包。

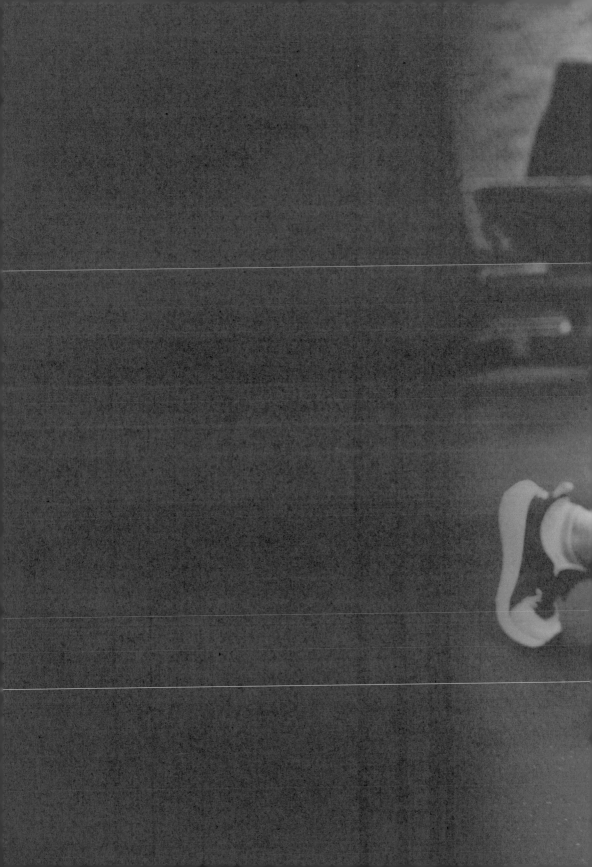

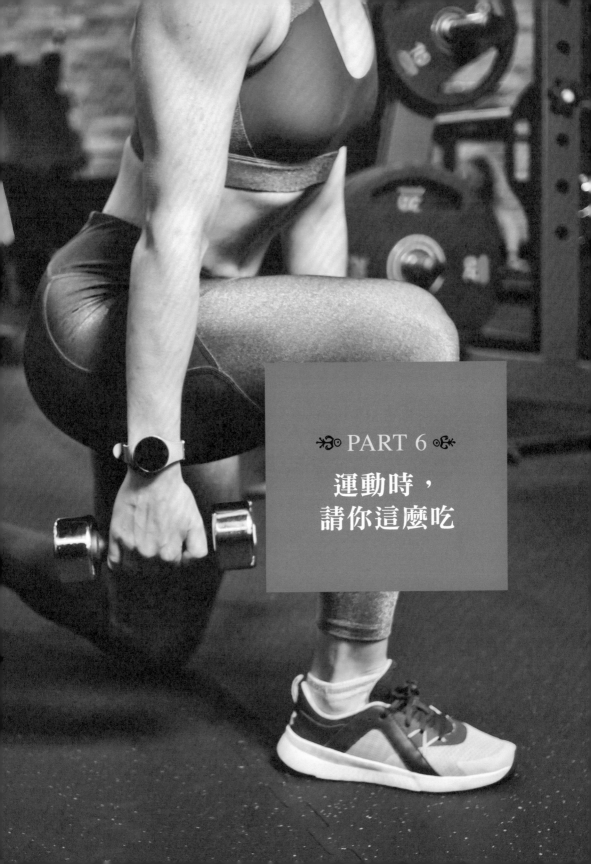

PART 6

運動時，
請你這麼吃

$Q1$ 瑜伽／空中瑜伽／皮拉提斯等運動前後，
不吃才會瘦？

在過去觀念中，大家認為減重就是計算熱量，把數字加加減減就可以了。但我想也有不少人經歷過這種悲劇：即使一整天泡在健身房、飲食熱量控制得再精準，卻很難再瘦下去。

首先，營養師和各位分享一個新的運動觀念！國際期刊指出：「**運動不單單只是消耗熱量，更重要的是，伴隨各式活動的訓練，讓身體的代謝反應變好！**」

我們身上的肌肉和脂肪都有獲取熱量的接收器，有運動者的肌肉接受器會比較靈敏，所以吃進食物後，熱量很快被肌肉代謝消耗，也就能減少體脂肪囤積。

運動不只是計算熱量消耗，更是為了讓吃進去的熱量更有效被利用，這才是打造易瘦體質的關鍵！

那麼，運動前後吃點小食，對於我們又有什麼好處呢？

舒緩運動後的疲勞

運動時，有些很少被鍛鍊的肌群，即便在強度很低的情況下，假使重複動作的次數較多，或持續動作的時間較長，肌肉便容易筋疲力盡，導致運動完更加勞累的感覺。此時，為了加速恢復疲勞，補充適當的熱量和營養素就非常必要！

修補肌肉過度刺激後的損傷

許多人以為一定要高強度的運動才會損傷肌肉，不過……我們可能有過類似的經驗：太久沒有運動，只是去小動一下，結果隔天痛到全身都沒辦法動，大腿好像不是自己的……

這些運動強度其實不算高，但長期久坐或久站的上班族肌肉群的發展不平衡，而瑜伽的支持性動作會讓偏弱的肌群受到較大的刺激，造成肌肉纖維部分的斷裂，才產生上述慘痛的教訓。

然而，**運動就是個破壞再建造的過程**，這麼一來才能讓我們的身體越來越強壯又健康。

運動後，攝取適度的碳水化合物與蛋白質，更能修補肌肉過度刺激後的損傷，避免肌肉耗損哦！

促進肌肉的生長

運動後補充足夠的熱量和營養素，不只有助於修補肌肉損傷，也能促進肌肉生長，更能擁有漂亮的曲線！

瑜伽／空中瑜伽／皮拉提斯是結合伸展和輕度肌耐力訓練的型態，由於在活動中體能消耗比較少，如果運動前沒有明顯的飢餓感，不用額外補充食物。

不過，太久沒有運動的人，初期在運動中有些暈眩或是無力感的話，在運動前 2 小時喝杯鮮奶或豆漿，可以幫助你有足夠的能量來完成這些動作哦！

鮮奶和豆漿屬於好消化的食物類型，大約 1 ～ 1.5 小時便能代謝成為人體的養分，並且同時具備碳水化合物和蛋白質，不易使血糖波動過大、更能維持運動時血糖的濃度，避免在運動中可能誘發低血糖造成的暈眩或無力感。

　　除此之外，這類團課時間約在一小時內，大多是仰賴自身重量來做肌耐力的訓練。假如運動後還沒要吃正餐，請補充約 100 ～ 150 大卡的點心就可以了。

　　運動後的點心除了熱量要輕巧之外，**足夠的碳水化合物和蛋白質較能對肌肉的修補與生長有所幫助**，像是便利商店的各種優格、優酪乳都是不錯的選擇哦！

Q2 慢跑前該吃什麼，才不會消化不良？

慢跑由於沒有技術門檻、不受運動場地限制，所以是減重者最常進行的有氧運動。

慢跑時，身體都在持續的震動著。若是胃裡裝滿食物，然後上下跳動半個小時，你會發生什麼事？是不是光想像就很不舒服？

慢跑前，先選對食物和吃對時間，更能讓你盡情地跑下去！好吸收食物有兩個特色：

少纖維

以竹筍肉包和豆沙包為例，兩者都是包子、吃起來也都很柔軟，但一顆竹筍肉包的纖維約 2.5 公克，豆沙包則約 1.5 公克。

纖維會延緩胃排空、拉長消化時間，所以運動前選擇豆沙包會更適合！

也請你避開含有蔬菜的點心，如：竹筍肉包、高麗菜包、韭菜包等；根莖類澱粉如：烤地瓜、馬鈴薯沙拉、關東煮玉米等也盡量不要吃哦。

低油脂

我們應該都有這樣的經驗：吃完焗烤、漢堡等高油脂的一餐後，飽腹感會持續較久，這是因為油脂也會增加胃排空的時間。

如果以雞肉御飯糰和菠蘿麵包來比較，一個雞肉御飯糰約 3 公

克油脂，而菠蘿麵包則約 15 公克，所以雞肉御飯糰會更好！

　　一般來說：御飯糰、飯手捲、豆皮壽司等會比添加奶油、植物油製成的麵包更理想。如果有營養標示的話，**請選擇脂肪在 10 公克以內的食品**，較少引起運動中的消化不良。

　　充足消化食物的時間至少要 1 ～ 1.5 小時，或拿經常吃的餐點來實驗看看，更能掌握自己的情況。只要沒有血糖問題、運動時間過長或身體不適，也沒有問題的。

　　假如慢跑時間不超過半小時，所消耗的能量多是肝醣。肝醣由每天吃的食物所形成，假如前一天晚餐份量足夠，所儲存的肝醣就會在隔天晨跑時被拿出來使用，運動前不進食也可以。

　　萬一運動時出現暈眩、不適感，有可能與低血糖有關係，請隨身攜帶糖果。

　　如果吃完糖果後半小時內有所舒緩的人，我建議你運動前一定要吃點食物才安全，也才能給予肌肉足夠的能量！

　帶你爽吃美食又能瘦，才是營養師！

Q3 跑馬拉松時，營養師的補給小物？

不論是半馬還是全馬，最少都需要跑好幾個小時，不僅端看平時的鍛鍊是否扎實，過程中的營養補給也很重要。

如何維持肌肉的能量、供應器官適當的水量，並維持身體電解質平衡，才能讓疲累更晚出現、完美配速。

馬拉松屬於長時間的有氧運動，從在運動前、中、後都有不同的補給小物，讓你輕鬆完賽！

運動前：複合性澱粉類、適度蛋白質、少脂

國際期刊指出：混有葡萄糖和果糖的食物比起單一醣類，更能讓身體的運動效能提升 20 ～ 40%。

我會推薦提早 2 ～ 3 小時，挑選好消化澱粉類為佳。不論液態、固態的餐點都會比吃單一醣類好哦！食物搭配如下：

飲料	+	餐點
豆漿燕麥奶、燕麥奶、藜麥奶	+	御飯糰、茶葉蛋、鮪魚三明治、雞肉潛艇堡等
低糖豆漿、低糖黑豆漿、低脂牛奶	+	雜糧麵包、烤地瓜、香蕉等

切忌選擇熱狗堡、丹麥麵包、菠蘿麵包等高油脂麵包,以全麥麵包、十穀麵包等少油類型最佳,避免油脂增加消化時間,導致比賽時會有脹氣、噁心、頭暈等不適感。

此外,比賽前 15 ～ 60 分鐘不建議再吃澱粉,這可能誘發消化後的低血糖,影響表現。

運動中:糖分、電解質、快速吸收

1 小時以上的運動,在大量流汗之餘,身體的電解質也會隨著汗水排出,容易導致脫水、虛弱、抽筋甚至中暑。此外,為了及時補給身體能量,過程中也要適度補充糖分。

馬拉松算是高強度運動、排汗較多,**具備糖分、電解質,能快速吸收**的高滲透壓型運動飲料,才能真正把水補進身體,**而低熱量、低鈉的配方就不太適用了。**

此外,切記**要小口、規律地酌飲,保持每隔十分鐘就喝三口,**避免太熱而一次**大量補水,可能造成運動中的低血鈉症**(俗稱水中毒),初期有噁心、虛弱、頭痛、神智不清、感覺遲鈍,但後期會造成身體麻痺、癲癇抽搐、甚至昏迷,非常危險!

這樣定時定量的補水、補能量,也不會讓過多的糖累積在胃裡,造成消化不良。

超過 2 小時的馬拉松,除了液態的運動飲料,半流質的能量果凍也算適合,假如能找到含有 BCAA、鎂、鈣等配方的能量果膠會更好。

在長時間的肌肉收縮下，不但容易疲勞、甚至可能會過度僵直導致抽筋，BCAA 可直接提供肌肉能量，可適度恢復疲累感，而鎂、鈣可作為肌肉收縮時的輔助因子。

能量果凍、能量果膠的使用時機，按照運動強度、腸胃吸收、完賽時間，每個人的使用情形而有所不同。普遍來說，跑 1 小時後就可以補充第一包，間隔 30 ～ 45 分鐘可再使用下一包。

至於能量棒、能量餅乾等也是很好的選擇。如果你消化不太好，我建議在平時訓練時就先嘗試看看，在實際比賽時更能應用。

運動後：高 GI 醣、優良蛋白質

越快給予身體營養越好，能迅速恢復肝醣儲存、加速肌肉修復、減緩疲勞。

點心的醣與蛋白質的比例為 4：1 最佳，而高 GI 醣能快速被吸收。換言之，甜味越濃厚的食物越佳！優良蛋白質表示含有完整的必需胺基酸，以黃豆、雞蛋、牛奶、肉類為主。

運動後的食物要以液態為主，能更快速吸收營養！比如全糖豆漿、調味牛乳、增肌型（或稱高熱量）的乳清蛋白粉等。

萬一購買的蛋白粉是蛋白質偏高、碳水化合物較少的低熱量配方，則可搭配全糖優格、香蕉、蜂蜜等，自行補足到理想比例。

運動後一小時再吃第二餐，改以「飲料＋餐點」為主，建議的搭配如下頁表格：

飲料	+	餐點
豆漿、黑豆漿、鮮奶等	+	紅豆麵包、甜抹醬貝果、銅鑼燒等
可可、黑糖、抹茶等拿鐵飲品	+	雞柳蛋三明治、鮪魚起司三明治、烤腿排佛卡夏等

　帶你爽吃美食又能瘦，才是營養師！

Q_4 游泳╱飛輪╱拳擊有氧等運動前，吃什麼更燃脂？

不論是游泳、飛輪、拳擊有氧，這些屬於中強度的運動，一個小時約燃燒熱量 350 ～ 600 大卡。在進行費力運動時，如果能多燃燒一點脂肪，真是一個非常迷人的夢想！

依照目前研究數據，常見的咖啡因和綠茶都被證實具有促進脂肪代謝的特性。有國際期刊指出：以運動組和運動加咖啡因組來比較，實驗發現運動加咖啡因組更助於體脂肪燃燒、提升身體代謝率。

在進行中強度運動前 1.5 小時，可以來杯咖啡或茶飲，會使你在運動時更燃脂（擇一即可）：

體重區間 （公斤）	約略等同於連鎖咖啡館的品項	
40 ～ 59	1 個中杯的美式、抹茶咖啡	1 個中杯的紅茶那提
60 ～ 79	1 個大杯的美式、抹茶咖啡	1 個大杯的紅茶那提
80 ～ 99	1 個特大杯的美式、抹茶咖啡	1 個特大杯的紅茶那提

「黑巧克力也有咖啡因吧？那可以吃黑巧克力嗎？」

以 72% 黑巧克力為例，每 100 公克約有 80 毫克咖啡因，而 55 公克的人需要吃 200 公克的黑巧克力才有實驗的效果。但每 100 公克黑巧克力中約有 25 公克的糖，換算下來，在燃脂前可能會先胖

一圈！還是以無糖的咖啡和茶飲作為咖啡因補充會比較合適哦！

　　值得注意的是，咖啡因有最佳補充範圍，一旦吃過頭不僅引發頭痛、噁心、心悸、失眠、情緒失調，甚至危害生命，所以習慣直接吃咖啡因補充品的朋友，每公斤體重不可以超過 9 毫克哦。

　　此外，依據文獻資料，食用約 570 毫克兒茶素之綠茶萃取物後，進行 60 分鐘的自行車訓練，實驗發現有攝取的組別更有利於全身脂肪代謝。

　　按照市售綠茶的濃度來換算，一瓶 500 毫升的綠茶，平均約有 150 ～ 180 毫克，意思是最少喝 4 瓶才能達到有效劑量。但其中也有一瓶高達 462 毫克的品項，大約只要喝一瓶多一點即可，差異非常大。

　　我建議飲用前要確認營養標示，才不會喝完也無法運動了！

Q5 要增肌，在重訓前的營養補充竟然更重要？

有氧運動、無氧運動、肌力訓練、重量訓練，到底哪個對於增加肌肉最有幫助？無氧、有氧運動的區別，是指從事這項運動時身體產生能量的方式。

為了方便大家理解，我常以火柴和柴火作為比喻，火柴能快速點燃，但維持的時間不長，只能進行瞬間的動作（無氧運動）；而柴火可維持長時間的燃燒，卻需要較長的前置作業（有氧運動）。

無氧運動與肌肉的爆發力與肌肉力量（又稱肌力）有關。不需要太仰賴氧氣，主要以肌肉裡的磷酸肌酸、肝醣或者血糖作為能量來源。大約只能完成 1 分鐘以內的動作，像是舉重、丟鉛球、跳高等爆發類型運動，被統稱為無氧運動。

有氧運動則依靠氧氣來運作，以肝臟的肝醣和體脂肪作為能量來源。由於代謝的路徑很長，需要持續運動 20 分鐘以上，才能全面啟動這個系統。慢跑、馬拉松、游泳、飛輪、拳擊有氧等耐力型運動，都屬於有氧運動。

簡單來說，有氧、無氧運動是最上層的運動分類，而無氧運動裡包含肌力訓練，肌力訓練的其中一種方式是重量訓練，比如在健身房使用的機械訓練和自由重量（啞鈴、槓鈴、壺鈴等），都算是肌力訓練的一種。這兩大類運動只要強度足夠，都能幫助我們增加

肌肉哦！

吃蛋白質豐富的食物，就能增肌嗎？

答案是完・全・不・可・能！

假如這句話是正確的，這麼一來，大家每天只要吃肉，人人都能成為健美先生！

人體的蛋白質轉換是恆定狀態，意思是蛋白質消耗與供給的速度幾乎相同，專有名詞稱為氮平衡。

請你想像一個能裝入 100 毫升的空杯子，假如今天倒進去的水有 110 毫升，那多餘 10 毫升就會溢出去吧？空杯子就是每天身體需要損耗的蛋白質量，而倒入的水是蛋白質供給量，也就是飲食中吃進的食物。

多出來的水不可能把杯子撐大，所以**吃入過多的蛋白質也無法增加蛋白質消耗量**。肌肉才是決定蛋白質消耗量的關鍵。增肌只能透過訓練破壞原本的肌肉組織，再給予營養，讓肌肉慢慢地長大。

女生也需要增肌嗎？會不會變成金剛芭比？

增肌有三個要素：足夠強度的訓練、充分適時的營養、合適的身體狀態。

增肌的概念，即是身體這座工廠要製造出更多肌肉。假如工廠器具經常損害、專利原料不足的話，勢必就不太能製作出產品吧？

「工廠器具經常損害」，就是指當生活作息失常、壓力過大、環境污染等，導致人體處於慢性發炎的狀態；而「專利原料」指

的是雄性素，它是與增肌息息相關的荷爾蒙，偏偏女生就是比男生少⋯⋯如果一週只去健身房 1～2 次，一次 1 小時，那距離變成金剛芭比的路，實在蠻遠的！

老實說，比起變成金剛芭比，我更擔心肌少症！

在論文中指出：**肌肉量會從 30 歲開始流失，40 歲後每 10 年減少 8％，70 歲後每 10 年減少 15％**，許多長輩步行遲緩、容易跌倒、手無力等都與肌肉量不足或流失有關，在醫學上統稱為肌少症。

隨著現代人時常久坐、以靜態活動為主，並且習慣以節食來體重控制，肌少症也開始找上壯年世代，請看看你是否有下列的困擾：

□ 手腳冰涼，即使吃完熱食會熱起來，但沒多久手溫又下降了

□ 即使以坐著辦公為主，對腰背部負荷較低，卻還是會經常腰痠背痛

□ 膝關節疼痛，尤其是長時間穿高跟鞋時，膝蓋前緣特別覺得有壓迫感

□ 手會突然無力，甚至連瓶蓋都扭不開

□ 走路超過十分鐘，就感覺腳痠疲累

□ 四肢纖細，但腹部脂肪厚實，實際量測的體脂率也偏高

□ 免疫力不佳，容易感冒、私密處反覆發炎、眼睛時常感染等

如果上述的情境未超過三個月，我們先從輕度運動逐步訓練肌

肉，看看會不會有些變化。肌肉可維持身體姿勢與動作、支撐骨骼、維持免疫機能等，真的是好處多多！

侯建文教授有一個很逗趣的說法：「假如很勤勞地每天去健身，就會變成筋肉人的話，那大家都不要賺錢了，因為可能會變成郭台銘哦！」

不論有氧或無氧運動，只要強度足夠，並且在適當時機提供充分營養，身體就能夠增加肌肉的生成。

有一篇論文提出：同樣的乳清蛋白，訓練前喝的營養吸收是訓練後喝的 2 倍。另一篇論文又寫道：運動後持續到 48 小時的營養補充，都能幫助肌肉生長。

天吶！那到底該怎麼吃才好？

若是在運動前 2 ～ 3 小時吃正餐的人，可以不需要額外再吃東西；相反的，超過 4 小時都還沒吃東西的人，肌肉在訓練後會消耗肝醣、些微損傷，所以維持血液中有足夠的養分很重要。

在重訓前 1.5 個小時選擇「以醣類和蛋白質為主、好消化的食物」；萬一來不及在運動前吃，或者重訓的強度太高時，運動後越快給予身體營養越好（運動前後飲食請參考 P.245 ～ 248）。

如果訓練量很高，在運動後 1 小時內，直接來份正餐也沒問題！

若是運動一結束沒食欲，也可以盥洗後才去吃晚餐。雖然不是最佳的方式，但「只要掌握運動後持續到 48 小時的營養補充，都能幫助肌肉生長」的原則就 OK ！

Q6 不喝乳清蛋白的話，有什麼其他選擇？

隨著運動風氣的盛行，很多人開始重視肌肉量的多寡，而組成肌肉關鍵的蛋白質補充品亦隨之流行。面對琳瑯滿目的乳清蛋白質沖泡品，到底要怎麼選呢？

增肌需要先透過運動訓練，破壞肌肉纖維後，再補充適度的蛋白質和醣來促進肌肉生長，所以喝乳清蛋白粉蔚為一種風潮！

讓營養師帶你認識乳清蛋白，再告訴你「增肌不用喝乳清，吃其他食物也健壯」的飲食法！

什麼是乳清蛋白？真的有那麼厲害？

牛乳裡的成分有水、蛋白質、乳糖、乳脂肪和脂溶性維生素等，而蛋白質又分為乳清蛋白和酪蛋白這兩種，所以所謂的「乳清蛋白」，其實就是牛奶中的一種成分。

那麼，乳清蛋白質到底好在哪裡？

優良蛋白質要含有 9 種人體的必需胺基酸，指的是人體無法自行製造、要從飲食中攝取，不然身體會出現異狀的胺基酸，而雞蛋、肉類、牛奶都是優良蛋白質的食物來源。

換言之，即使小麥裡也有蛋白質，但由於含有的離胺酸（必需胺基酸之一）不足，所以會被劃分成部分優良蛋白質。

蛋白質不僅要有好的成分，消化率也同樣地被重視。PDCAAS

是常見的蛋白質品質評價指標，同時考量蛋白質的組成與消化，數值最高的是乳清蛋白，其次是牛乳蛋白、黃豆蛋白、雞蛋等。

我們可以把乳清蛋白想成是一種贏在起跑點的蛋白質！但因為得多費功夫從牛奶中分離出來，價格也會稍高。

市售乳清蛋白有哪些種類？

由於加工技術的進步，即使都是濃縮乳清蛋白，但食品廠製成的規格還是有細分，營養師以原物料的性質來區分成這三種：

1.濃縮乳清：牛乳扣除酪蛋白後的產物，包含較多的水分、乳糖、乳脂肪，蛋白質的含量在80％以上，原料價格中等。

2.分離乳清：去除絕大部分的水分、乳糖、乳脂肪，蛋白質的含量在92％以上，所以售價偏高。

3.水解乳清：幾乎去除所有的水分、乳糖、乳脂肪，並且將蛋白質切割成最好吸收的胜肽型態，這樣的費工也反映在價格上，是三者中價格最高的。

乳清蛋白產品的價格很混亂，我建議挑選時，除了看蛋白質含量之外，也請注意營養標示成分。寫在最前面的內含物表示使用量最多，然後依序遞減，這是基礎判斷商品是否公道的方法。

健身一定要喝乳清蛋白嗎？有什麼其他的補充方式嗎？

這是最常在演講時被提出的五大問題之一。

假如不是一週重訓 3 次以上、或每次做到力竭的重度健身者；或是運動前超過 4 小時沒吃東西的人，乳清蛋白粉並非絕對必要。

對於一週重訓 1 ～ 2 次的輕度運動者，或只是要吃足蛋白質、不要讓肌肉流失的減重者，我推薦你更經濟實惠的方法──奶粉！

是的，我沒有呼嚨你，回想看看乳清蛋白從哪裡來呢？就是牛奶！將水分去除後形成的奶粉，裡面的牛乳蛋白在 PDCAAS 排在次位，也是優良蛋白質的來源。

除此之外，對正常吃三餐（一餐有一個手掌心的肉量）、沒有肌力訓練的成人來說，蛋白質已經足夠了。再喝一杯沖泡牛奶，只是能更確保我們絕對不會在減重時，因蛋白質攝取不足導致肌肉流失，造成體脂率節節高升，變成四肢纖細、但體脂肪驚人的泡芙人。

茹素或乳糖不耐症的朋友，無法喝奶製品，那該怎麼辦呢？

在 P.22 西式早餐篇中，曾簡介豆漿是優質蛋白質。

事實上，研究後發現黃豆的甲硫胺酸不足，而甲硫胺酸也是必需胺基酸之一，所以黃豆不能算是優良蛋白質。但沒想到的是，黃豆的甲硫胺酸即使少量，作為人體代謝的消耗卻剛剛好，所以最終仍歸類於優良蛋白質之中，在 PDCAAS 也排在次位。

除了豆漿外，黃豆粉也是不錯的補充來源。如果你擔心黃豆粉的蛋白質量充足與否，也可以找找看「純黃豆分離蛋白粉」（部分有機店有販售），蛋白質含量高達 88%（100 克中有 88 克蛋白質），比起市面的乳清蛋白產品濃度更高，黑豆粉也是不錯的替代方案。

如果不喜歡用喝的方式，有其他的選擇嗎？

我重訓後最喜歡藉機來吃布丁！

請記得挑選主成分是雞蛋、牛奶、砂糖，「綿密口感」的雞蛋烤布丁！這種布丁的蛋白質和醣的比例剛好在 1:3 左右，一個布丁約有 6 公克的蛋白質。

運動後，建議補充自身體重的 0.3 ～ 0.5 公克，以 50 公斤為例，運動後需要 15 ～ 25 公克的蛋白質，因此，一次吃三個都沒問題！其他像是便利商店常見的希臘優格、水果優格、原味優格也都可以，食用前記得確認營養標示中蛋白質和碳水化合物的比例（碳水化合物＝醣）哦！

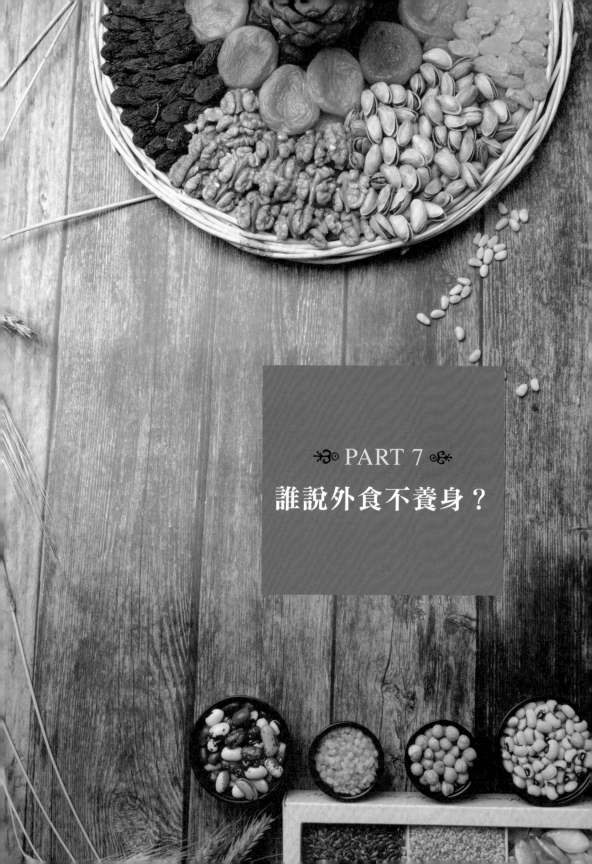

PART 7

誰說外食不養身？

你是３Ｃ族卻討厭紅蘿蔔嗎？放心！護眼食物還有好多種！

　　隨著電子產品與行動裝置的盛行，我們不光是工作時會使用電腦，通勤、休閒時間也都成為低頭族，越來越多人出現「電腦視覺症候群」的問題。

　　你計算過每天盯著大小螢幕的時嗎？透過下列選項來了解眼睛的狀況吧！

　　□眼睛乾澀腫痛，甚至眼淚會不自主流出來
　　□視覺疲勞，感覺視線模糊、出現雙重影像的畫面
　　□對顏色變化不敏感，相同色系的顏色不容易分辨差異
　　□眼睛時常敏感或過敏，像是分泌物變多，易有眼屎、眼油
　　□夜間視覺能力下降，在黑暗處對於光線不敏感，無法看清楚

　　如果你時常被上述情形困擾，請先找眼科醫生檢查！如果是突發出現，這些護眼食物也能適度紓解眼部疲累！

維持清晰視覺、保持眼睛保水度

　　講到眼睛保健，大家立刻想到紅蘿蔔，不過蠻多人不喜歡它的特殊氣味。

　　其實！含有 β －胡蘿蔔素的可不只有它！菠菜、青花菜、地

瓜葉、青椒等深綠色蔬菜裡的葉黃素，也是一種強力的類胡蘿蔔素。營養師在麵攤時，必定會燙菠菜或地瓜葉來吃；自助餐也可以選青椒炒肉絲、蠔油芥藍菜、鮮彩雙花椰等。

萬一你也不喜歡綠色蔬菜的話，別擔心，還有其他辦法！

烤地瓜、南瓜湯、關東煮的黃玉米等橘黃色食材，同樣也有葉黃素和玉米黃素等類胡蘿蔔素；而水果的選擇則更廣了，橘子、柳橙、木瓜、芒果、黃金奇異果等，種類非常多元！

葉黃素和玉米黃素是「眼睛的最佳防曬劑」，能保護眼睛黃斑部，乘載高度的光線暴露。尤其是高能量藍光的刺激，避免黃斑部老化病變，維持清晰視覺！

此外，別忘了保持正常視覺、眼睛保水度的另一個營養素——維生素 A，可以靠適量吃動物肝臟和蛋黃來補充，比如滷豬肝、豬肝湯、蒸蛋、茶葉蛋等。

減緩氧化壓力，預防視力衰退

人體在正常代謝下會產生自由基，適度的自由基可協同殺菌、去除感染細胞，可是過多的自由基反而會去氧化細胞，造成細胞提早老化、病變，這就是人體的氧化壓力主因之一。

自由基產生過量的原因，主要分為外在環境的變動，例如紫外線、空氣污染等，以及內在的心理壓力、熬夜焦慮、作息紊亂等。

換言之，現代人不論外在或內在，幾乎處於高氧化壓力的生活環境。身體本應會有充裕的抗氧化營養來恢復疲勞，但這樣的情況

下，每個器官都太疲憊了，有時候輪不到眼睛就被瓜分完了。因此，外食族在飲食上更要精挑細選，好好把抗氧化的營養庫填好填滿！

　　維生素 C 是抗氧化大將之一，但由於它是個怕光怕熱的嬌客，營養師建議**生鮮柑橘類**，比如橘子、柳橙、百香果、葡萄柚、萊姆、金桔都是很好的選擇。

　　也可以選擇手搖飲料店的翡翠檸檬、百香果綠茶、柳橙紅茶、葡萄柚青茶、金桔檸檬、鮮桔茶等鮮果茶。**但熱飲會或多或少破壞維生素 C，請盡量選擇冷飲或常溫飲哦！**

肩頸頂叩叩、疲憊不堪？這樣吃舒緩慢性疲勞！

現代人的工作壓力大、睡眠失調、三餐不定時、情緒精神緊繃，排除因為超時辦公、生病、大量運動所衍生的勞累，請回顧以下情境，注意慢性疲勞有沒有偷偷找上你：

□ 容易忘東忘西，走到廚房就忘記為什麼要走過去

□ 注意力無法集中，聽過的事沒有過多久就忘，即使做筆記也忘記寫在哪裡

□ 生活提不起勁，就算睡十二個小時、好好吃一頓大餐，回到工作崗位依然覺得疲乏

□ 全身無力、肌肉痠痛，走路容易踉蹌、爬兩層樓梯就會喘、不喜歡活動只想躺著

□ 肌肉無故緊繃痠痛，頭部脹痛，或是關節處沒有紅腫卻疼痛

□ 睡眠品質不佳，入睡困難、淺眠多夢、半夜易醒來小便

□ 無法控制食欲，胃口不佳或是吃飽還想再吃

如果上述的困擾未超過六個月，我們可以試試看補充適合的營養素，重新給予身體活力。

如果身體是一座工廠，那醣類、蛋白質、脂肪就是材料，維生素 B 群是負責製造的機械，而鉻、碘是協助著機器運作的潤滑油。

在繁重的公務、家務、外務摧殘之下，如果又無法正常吃睡，讓某種營養素消耗過快或攝取不足，這座工廠會不會罷工？

加上外食者用餐的店家較固定、取得的餐點也有限，常造成飲食不夠均衡。以下，讓營養師來推薦你同樣重量、營養素含量較多的高 CP 值食物！

維生素 B 群：豬肉、鰻魚

維生素 B 群是個統稱，包含 B1、B2、B6、B12、泛酸、菸鹼酸、葉酸和生物素。**這個大家族參與全身九成以上的代謝，尤其與能量運作系統息息相關**，所以大家在提神飲料常會發現它，也是最普遍的保健補充品。

然而經常超時工作、過度勞動的人，損耗維生素 B 群的程度較大，我特別推薦「豬肉、鰻魚」料理，比如豬里肌三明治、咖哩豬肉烏龍麵、蒲燒鰻魚便當等，所含的維生素 B 群量相當豐富。

鉻：蛋黃、牛肉

鉻是活化能量代謝的幕後功臣，還能輔助胰島素的作用。

有些人疲累會習慣喝含糖飲料、嗑甜食，如此一來，體內的鉻消耗也會比較多。此時吃些茶碗蒸、茶葉蛋、牛肉麵等，含有「蛋黃、牛肉」就能適度補鉻。

擔心蛋黃膽固醇的朋友，最新美國的國民飲食指南已刪除每日膽固醇的攝取量限制，只要你沒有高膽固醇血症、高血脂症，每天

食用 1 ～ 2 顆雞蛋都還在安全範圍！

碘：海帶、海鮮

碘的作用，是**製造掌管人體代謝力的甲狀腺素**。當碘攝取不夠時，會導致甲狀腺腫大，影響機能。

當甲狀腺機能低下，全身代謝都會異常，不單是疲勞嗜睡，還會有怕冷畏風、變胖水腫、食慾不振、四肢無力、情緒不穩等狀況。除了自體免疫疾病、藥物因素之外，碘攝取不足或超量也是甲狀腺機能低下的主因之一。

碘主要在海帶、海鮮等食物中，根據最新統計的國民營養調查，20 ～ 75 歲的成人缺乏碘竟然超過 40％，45 歲以上還高達 59％！其中，女性缺碘的情況又比男性嚴重。

從日據時期以來，台灣就有碘不足的問題，因此政府推動食鹽加碘的政策，情況日漸好轉。但近年來，大家因擔心口味過重、流行未添加碘的進口鹽，讓缺碘的隱憂又席捲而來。我建議外食者可從紫菜蛋花湯、滷海帶結、鮪魚握壽司、蛤仔湯等進行補充。

當身體這座工廠在製作產品時，或多或少會產生廢水、廢氣，這些廢物就是自由基，而**維生素 C、維生素 E 可以協助對抗自由基的機能，提高抗壓力**，讓大家有更好的力量去面對日常挑戰。

維生素 C：芭樂、柳丁、橘子

維生素 C 不光能協助清除自由基，也是促使抗壓力荷爾蒙分泌的必要營養素。

隨著現代人面對的壓力，儼然是長期且不間斷的狀況，抗壓力荷爾蒙不得不持續分泌，導致維生素 C 的消耗會非常快速。我建議在早上和晚上可選擇芭樂、柳丁、橘子來彌補一下，不僅維生素 C 含量豐富，同樣也是外食者最容易取得的水果！

維生素 E：杏仁、榛果

維生素 E 能吸收細胞膜上的自由基，並與維生素 C 彼此能互相協助，是人體最重要的自由基清除者。

植物油、深綠色蔬菜裡的維生素 E 很豐富，是大家常獲取的食物來源。此外，堅果中的「杏仁、榛果」也有大量的維生素 E，一只白色塑膠湯匙約 50 大卡（約為 7 顆杏仁），一天吃 1 ～ 2 匙即可。

吃到飽大啖這三樣美食，趁機餵飽你的隱性飢餓！

某些營養素不像澱粉、油脂可作為熱量來源，一旦攝取不足飢餓感會很明顯；這些需要量較少的營養素容易被忽略攝取，才會出現「隱性飢餓」一詞。

很多人一聽到「吃到飽」就開始擔心熱量過多而忌口，卻忘記這是一個非常好的機會，來補足平時攝取不夠的營養素。

鋅：生蠔

根據最新統計的國民營養調查，在 20 ～ 75 歲的成人中，約有 20% 缺乏鋅，其中女性又比男性嚴重。

長期缺乏鋅的人容易掉髮、皮膚老化、反覆感染等，也與精子製造、雌激素合成與分泌、生理期規律、胎兒成長發育息息相關哦！

生蠔是食物中鋅含量之冠，建議可選食 2 ～ 3 顆，把握時機好好補一下！不過，**蔬菜裡的植酸、草酸和纖維會影響鋅的吸收**，建議在吃生菜沙拉或其他蔬食前先食用。吃之前也可以擠些檸檬汁，**檸檬中的維生素 C 可幫助鋅的吸收**，也能增添美味！

ω－3 油脂：生魚片、煙燻鮭魚

ω－3 油脂能活化人體抗發炎的機制，但這類好油大多在深海魚為主，經過高溫烹調後又會破壞營養。

因此，比起鹽烤鮭魚頭、香煎鯖魚等熟食，鮭魚、鮪魚的生魚

片、煙燻鮭魚等，能更完整保留 ω － 3 油脂的養分。

鈣：塊狀起司

鈣是台灣民眾最缺乏的礦物質，依據最新統計的國民營養調查，從 7 歲開始不論男女都攝取不足，約占 50％以上的幼童與成人都吃不夠……縱使芝麻、深綠色蔬菜、豆類等也有鈣，但在植酸、草酸和纖維的干擾下，鈣變得非常不易吸收。

帕瑪森、巧達、莫札瑞拉這三種起司的鈣含量，都比牛奶高出至少 5 倍，對於平時不喝牛奶或乳糖不耐症的人來說，這是一個補鈣的良機！

生蠔的鈣雖不比起司豐富，100 公克的生蠔也約有 150 毫克之多（每日鈣的建議攝取量是 1000 毫克）。

我建議在吃蔬食前，可先吃 2 ～ 3 片起司，幫助我們打造強健骨骼，預防骨質疏鬆症。

脹氣被誤認為懷孕嗎？輕鬆消氣很簡單！

你看過脹氣嗎？嚴重的脹氣，從側面看肚皮鼓得呈半圓形，讓當事者痛得甚至無法伸直腰，巴不得有根針能刺個小洞來放氣！

人好端端的，胃腸為什麼充滿了氣體呢？一般程度的脹氣，除非誘發嘔氣、打嗝，否則不太會被察覺；等到有些微膨脹感，以手輕拍能聽見拍打西瓜的聲音，這表示氣體已經在某處累積，通常會有明顯的不舒服感受。

來確認看看以下這四大種脹氣原因，有沒有從頭到尾踩雷呢？

用餐壞習慣：進食過快、邊說話邊吃飯

吃得太快時，食物往往還沒被充分咀嚼就吞下肚子，只能得靠消化液慢慢分解；如果和家人、朋友、同事一起用餐時，難免會一邊聊天，容易吞進太多的空氣。

如果屬於飯後會馬上脹氣、打嗝的人，嘗試一口咀嚼 15 ～ 20下，盡可能讓食物變得細碎，即使無法改善吃飯時說話的情況，但細嚼慢嚥較容易消化食物，避免胃被太多東西堵著，胃脹氣的狀況會少一些。

我有一位業務學生習慣吃得很多，一頓飯花不到十分鐘，也常有胃脹氣、胃食道逆流的困擾。雖然不是最好的方式，但我折衷請他選一個約 20 ～ 30 分鐘的短片邊看邊吃，培養慢慢吃的習慣。

吃錯食物：含寡糖食物、十字花科蔬菜、牛奶

人體缺乏或不足某些醣類的消化酵素，無法被小腸吸收，而在大腸時被腸道菌發酵分解後，會產生許多氣體導致腸脹氣。每個人對這類食物的耐受度都不一樣，**不表示脹氣的人絕對不能吃**。最佳方式是先從常吃食物開始，逐一測試真正讓你脹氣的元凶。

第一類含有寡醣：黃豆、地瓜、馬鈴薯、玉米、香蕉、橘子、柳丁、柚子等。

第二類含有棉子糖：白花椰菜、青花菜、高麗菜、白菜、白蘿蔔等十字花科蔬菜，以及青椒、洋蔥、茄子等。

第三類含有乳糖：牛奶、乳製品等。

我有位女學生被脹氣困擾很久，網路爬文發現有一堆食物不能吃，對日常飲食上造成很大的恐慌。我和她經過一個月後的測試後，發現她真正不適合的其實只有四五種；且拜現代科技之賜，有些廠商會生產寡醣、乳糖消化酵素的產品，有脹氣困擾的人也能適度在餐前或餐後補充，請大家放心。

至於喝到牛奶就會腸胃蠕動快、脹氣、輕微腹瀉等乳糖不耐的朋友們，可以從起司、優酪乳、優格等發酵乳製品嘗試起。這些產品的乳糖含量偏低，較少有不舒服的狀況，有些人經過訓練後，也

能喝低乳糖的牛奶哦！

喝錯飲料：含泡飲料、咖啡

不論是氣泡水或者碳酸飲料，喝入後氣體會釋出液體外，胃裡自然而然會脹氣；含有咖啡因的飲料也會過度刺激胃腸道，導致加重脹氣、胃潰瘍、腸躁症等消化問題。

被脹氣困擾的學生問我：「用餐需要乾濕分離，緩解脹氣嗎？」

乾濕分離用餐法，指的是**含液體的湯品、湯汁、飲料等，避免在用餐前後 1 小時飲用**。但這個做法其實因人而異，可以試試一天採取乾濕分離、一天按照原本方式來比較看看，來判斷是否適合。

消化出問題：消化變慢、運動較少

理論上，身體促進食物分解的消化酵素不會變少，但當一餐吃進太大量的食物時，分泌消化液的速度跟不上，就會讓消化變慢、產生脹氣。

久坐辦公室、一下班就癱坐在沙發、連到巷口便利商店都要機車代步的人，因為下半身太少大步走動，連帶讓腹部肌群、腸胃道也減少刺激，導致食物滯留在消化道時間過長，也會造成脹氣甚至便秘；趴姿午睡也會因壓迫胃部而誘發脹氣。

我建議大家餐後可以散散步，幫助消化與腸胃蠕動，也能減少脹氣的機率哦！

喝咖啡吃甜食讓你胃食道逆流嗎？營養師都這麼做來緩解

胃食道逆流，是指原本該往腸道移動的食物與胃酸的混合物，卻往食道回流了！

胃酸的主要成分是鹽酸，但當反覆逆流刺激著食道時，食道仍像被灼傷一樣，所以常有胸口灼熱、喉頭處有刺燒感、口腔有酸臭味等情況。

若情況無法改善，還有可能會惡化成慢性食道炎，讓食道裡的細胞與組織異變，提高食道癌的風險，像是嚴凱泰、安迪等名人都因食道癌離世。

營養師也從飲食型態、生活習慣、身心狀態上提供緩解密技！

飲食型態

「喝咖啡、吃甜食，讓你胃食道逆流嗎？」

每次朋友說最近會心灼熱、常常噁酸的時候，我若提到：「或許是胃食道逆流，快去家醫診所檢查！」對方都會一臉疑惑地回答：「可是，我沒有喝咖啡吃甜食啊！」看來廣告詞果然是另類卻成功的健康教育，深植大家心中。

事實上，可能誘使胃部內容物反流的食物，從種類、溫度、味道都有關係，而咖啡和甜食只是很常見的陷阱組合。

含有咖啡因的食物或飲品會減低下食道肌肉張力，食道閉鎖能

力會變小，當胃液混著食物回沖時，就無法阻擋它們逆流；**甜食則會促進胃酸大量分泌**，會提高胃部的酸度。胃部內容物的腐蝕性增強，所以當胃食道逆流時，更加重不舒服的感受。

食物種類	減低食道 閉鎖功能	促進 胃酸大量分泌
含有咖啡因的食物 如：咖啡、巧克力、可樂、能量飲料、茶品等	○	○
含有薄荷的食物 如：口香糖、喉糖、薄荷油、薄荷巧克力等	○	
含有高油脂的食物 如：油炸物、肥肉、焗烤、麵包、酥皮點心、餅乾、蛋糕、沙茶醬、美乃滋、冰淇淋等	○	
酒類		尤其是發酵酒類 如：啤酒、葡萄酒等

　　值得注意的是，**抽菸也會減弱下食道肌肉的張力，並會減少唾液分泌，讓胃酸的酸度無法被稀釋**，更惡化不適的情況；而太冰或過熱的餐點或飲料會讓消化速度變慢，增加胃食道逆流的機會；偏

酸、辛辣的菜餚，或是橘子、柳丁、金桔、檸檬、蕃茄等較酸的水果或果汁，也都會讓發炎加劇。

治療胃食道逆流時，除了搭配藥物治療之外，並輔助暫停以上的飲食，才能更加舒緩哦！

生活習慣

三餐八分飽，以沒有飢餓感為前提，切勿暴飲暴食、吃得太過急促。

讓食物充分被咀嚼後再吞入，可以讓減輕胃部負擔，並維持良好的消化作用。睡前 2 ～ 3 小時內不再進食（即使是液態的牛奶也不妥當），更能防止平躺時食物回流。

減少飯後持續彎腰的姿勢，像是午休趴睡就不太適合，可改成在座椅上往後仰躺、或墊上抱枕讓頭與桌面相距半個前手臂高度。

衣物請以寬鬆舒適為主，不適合緊身衣、塑身衣、馬甲等，也請避免過於高腰的裙子、褲子，或者收腹效果太強的內搭褲與運動褲。皮帶和腰封也請在用餐後鬆開一至兩格，減輕對腹部的壓迫。

身心狀態

保持正常腰圍非常重要。腹部肥胖不單是會擠壓胃部，導致胃食道逆流的發生，甚至與糖尿病、高脂血症等慢性疾病都有關連。理想的腰圍女性是 80 公分（約 31 ～ 32 吋）、男性是 90 公分（約 35 ～ 36 吋）。

準確的測量法是輕鬆吐氣後，雙手自然下垂，以皮尺繞過肚臍

的位置、不擠壓皮膚為準，不是量腰部最細的部位哦！

　　盡量讓心情放鬆。焦慮、抑鬱、生氣、不安等情緒會間接影響腸胃紊亂，不論是各種運動、心理諮商、靜坐冥想、出門走走，都能適度排解壓力，更能游刃有餘地調理健康。

別人說你胖？其實只是水腫而已！
上班族必學的消腫秘方！

我有一位好姊妹，時常睡眠不足；又因為被好多人說發福了，於是晚餐，完全不碰澱粉；加上連日行程暴增，最近都沒時間運動。

雖然她只胖了 0.5 公斤，看起來卻肥了一大圈！

我們的身體組織中有 50 ～ 70% 的水，它能幫助體內代謝的運作。但當組織間隙的水分異常蓄積時，便會引起腫脹不適，特別在眼皮、下顎處、手臂、小腿、腳踝等處，也就是所謂的「水腫」。

排除因腎臟病、心臟衰竭、肝硬化、局部靜脈堵塞或藥物引發的狀況，大多的水腫是因營養失衡、活動不足、生理狀況所引起的非病態性水腫。

「非病態性水腫」有幾個特徵，包括血液生化數值都正常、久壓皮膚後，凹陷處很快會回彈、與生活習慣有關，20 ～ 40 歲的女性較常見。

水分鬱積的情況是即使沒有多吃，體重仍會增加 0.5 ～ 1 公斤，甚至有些人會到 2 公斤。與其說變胖，我覺得變腫更能形容這種窘境。以下，讓營養師帶你了解有哪些易腫因素和改善方法：

營養失衡

鈉是鞏固組織間隙水分的物質，攝取過度的鈉，會讓液體滯留，

造成水腫。

　　衛福部建議成人一天的攝取量為 2400 毫克。扣除從蔬菜、乳製品、肉類等天然食材攝入的 400 ～ 600 毫克，平均一餐約剩下 600 ～ 700 毫克的額度。

　　許多人都以為鹽、醬油、烏醋、沙茶醬、番茄醬等**調味料**，或者酸梅、泡菜、酸菜等**醃製品**，以及餅乾、罐頭、泡麵、零嘴、起司、湯品等**鹹味食物才有鈉**，其實部分甜味或鹹甜的零食、肉乾、麵包也會加小蘇打或其他添加物，鈉含量也不容小覷。

　　像是大的零卡果凍（1 個）、半包 OREO 餅乾、豬肉乾（4 片）、肉鬆麵包（1 個）、花生夾心吐司，也含有約 200 ～ 350 毫克。

　　此外，**蛋白質也會影響身體的水分平衡**，攝取不足或消耗增多時也會誘發水腫。尤其是減重者怕胖而吃太少肉，或過度勞累會損耗身體蛋白質；加上澱粉攝取不足，吃進的蛋白質改以供給熱量為主，讓整體蛋白質的供需不佳，浮腫容易變得更嚴重。

　　縱使外食者很難避開鈉的重重陷阱，但盡量選擇少加工、少調味的餐點，並且搭配可促進鈉的排出、富含鉀的食物，或多或少能有些補救：

高鉀澱粉：山藥、皇帝豆、南瓜、馬鈴薯、芋頭、蓮藕等。

高鉀蔬菜：菠菜、大陸妹、空心菜、韭菜、綠花椰菜、芹菜、
　　　　　地瓜葉、金針菇等。

高鉀水果：木瓜、奇異果、小蕃茄、草莓、哈密瓜、西瓜、泰

國芭樂、棗子等。

另一方面，記得搭配一餐 1 手掌心的肉類（手掌不包含手指的區塊），一天最少吃 0.5 ～ 1 碗的飯或麵，能緩衝因營養失衡而造成的水腫。

活動不足

長時間的站立或坐著都會導致血液循環不佳，讓腿部的水分無法順利回流，一整天下來，下肢會特別浮腫，到了晚上腳掌可能會比早上大上半至一號。

想要改善這樣的下半身水腫，我推薦這三種舒緩方式：

①夜晚抬高腿部

晚上平躺在床上，使用枕頭、坐墊、瑜伽墊或毛巾等柔軟物品，把腳踝墊高 10 ～ 15 公分，略高於心臟即可幫助血液回流、腿部放鬆。

若是配合足浴（泡到腳踝、小腿肚、膝蓋都可以），舒緩效果會更好。在泡腳時，從腳跟往大腿的同方向按摩，能讓血液回流得更快速！

②穿彈性襪

必須久站久坐的工作者，可穿彈性襪來對腿部適當加壓，協助下肢血液回流。如果能選擇壓力從腳踝往小腿遞減，分段式加壓的彈性襪更合適。

襪子的丹數僅表示織品的重量單位，並不能決定加壓力道；能

決定加壓程度的，是材質及編織方法。**建議購買壓力最輕的醫療級產品**，免得不適宜的襪子反而讓血液循環更差。

③適量活動

當腿部肌肉的收縮力較佳時，血管回彈力也會進步。保持血液流動順暢，更可讓小腿纖細哦！

比如我個人推薦下班時早兩～三站下車，或邊看電視邊原地踏步等，都是不花錢也不需器材的好方法！

生理狀況

有些女生在生理期，或懷孕時下肢水腫，這些都是雌激素所誘發的。雖然飲食和日常的改善程度有限，但上述的方法應該還是能稍稍減少不適。

另外，如果長期飲食中缺碘、或慢性自體免疫甲狀腺炎，都有可能讓甲狀腺功能低下而造成水腫。如果最近有消化不良、腹脹便秘、記憶衰退、體重增加、持續疲憊、心跳變慢等狀況，建議至家醫診所進一步檢查，有沒有甲狀腺功能異常的狀況。

另外，**水腫和飲水量沒有太大的關聯**！水腫是組織間液體的調節失常，正常人喝 2000 ～ 3000 毫升的水都沒問題。

假如喝水會水腫，大多是吃太鹹或隱藏鈉的加工食品，而讓體內的鈉過高、水分滯留，反而應該要喝多點水來排除鈉。最重要的關鍵為減少鈉、增加鉀，而不是限水！

老公不說，但很怕妳的冰手腳？不吃薑母鴨也能暖暖身！

秋天早晚溫差大，許多人的四肢和軀幹溫度也出現「溫差」，一想到寒冬還沒來，心都涼了一半……放心，即使吃外食也能補補身，讓大家從裡到外暖起來！

首先，讓我們先來瞭解為什麼手腳會冷吱吱？

心血管虛弱：低血壓、末梢血液循環差

血液從心臟擊出後，它會攜帶營養素、氧氣到全身，同時營養素會在器官、肌肉等處被利用而產生熱能，來確保體溫的恆定。假如心血管系統出現問題，像是低血壓、末梢血液循環差都會影響血液的輸送，而出現中心溫度和手腳有差異。

營養不足：血糖偏低、貧血、內分泌失調

上一段所提的「營養素」其實包羅萬象，除了主要供給能量的血糖、脂肪酸之外，也包含礦物質（鐵、鎂、鉻等）、內分泌（甲狀腺素、腎上腺素、女性荷爾蒙等）。任何一種上述的營養素失衡都會造成體弱的冰棒美人！

靜態活動：長時間久坐工作、運動不足

肌肉能夠使用營養素製造熱量，事實上，維持體溫的最重要關鍵就是肌肉！當活動較少時，我們的人體非常聰明，懂得淘汰這些白吃飯不做事的肌肉，導致四肢的肌肉量減少、局部體溫就會偏低。

接下來，營養師先針對心血管虛弱引發的手腳冰冷，從早餐、零食、水果裡找到適合的搭配，不再怕寒冰掌凍傷人！

輔酶 Q10：鮪魚三明治、鮪魚蛋餅、鮪魚御飯糰

心臟是血液輸送的啟動者，所以也是非常耗能的器官。為了預防損傷，本身含有特別多的輔酶 Q10 來對抗自由基。但隨著年紀增長、飲食不均衡，製造輔酶 Q10 的能力會降低，有些人開始感覺到心臟無力、功能衰退的狀況，特別在早晨會出現低血壓。

我推薦早餐吃富含輔酶 Q10 的深海魚類，像是鮪魚三明治、鮪魚蛋餅、鮪魚御飯糰等都很不錯。

維生素 E：杏仁、榛果、明太子、南瓜

維生素 E 擔負血管擴張的工作，當血管管徑變大時，血流更容易遍佈全身，對於血液循環有正面影響。

維生素 E 也有抗凝血的作用，能有效防止動脈阻塞，幫助血液順暢流過有脂肪沉積的血管。有心血管病史的朋友，維生素 E 是非常必須的！

基本上，**各類堅果的維生素 E 都算充足**，各位可以按照喜好選擇。**嗜甜的朋友也可以選擇杏仁巧克力、榛果巧克力等零食哦**！

槲皮素：柳丁、橘子、蘋果

提到心臟健康、血管活化的全面保護者，絕不忘記槲皮素！

臨床上發現槲皮素能阻止膽固醇氧化，進而預防動脈粥樣硬

化。還可以改善微血管彈性、增進末梢循環，而且想要吃進槲皮素也非常容易！

像是柳橙、橘子、葡萄柚，等柑橘類水果都蠻適合的！此外，蘋果也很不錯，只是記得要帶皮吃哦！

至於第二種因營養不足的手腳冰冷，我以其中礦物質欠缺的部分來說明，一起趁早開始調理身體吧！

鐵：麻辣鴨血、豬血糕、豬血湯

當血液中的鐵質不夠時，血液攜氧能力會變差，造成肌肉供氧不足，而降低葡萄糖的利用效率，導致體內所產生的熱能減少。尤其是四肢的肌肉量偏少，所產生的熱量更為匱乏，自然而然就容易手冷腳冷。

動物性鐵對人體較好接受，例如：麻辣鴨血、豬血糕、豬血湯都是豐富來源。而維生素 C 還能幫助鐵吸收，試著與新鮮的柳橙汁一起食用，效果更好哦！

鎂：紫菜蛋花湯、綠葉蔬菜、香蕉

醣類利用、脂肪酸代謝、肌肉運作、胰島素釋出等，超過 300 種能量生成的相關作用，居然都由鎂來協助！

外食者多半蔬果量偏少，而吃過多蛋白質時，又會增加體內的酸性物質，進而促使鎂從尿液中迅速排出，所以需要多留心！

紫菜是食物中鎂含量的第一名，天冷想喝湯時，就來碗紫菜蛋花湯補一補吧！綠葉蔬菜、香蕉等也是蠻好的選擇。

但要注意的是，**鎂的吸收率和攝取量剛好相反，吃得越多，吸收效果卻越低**，所以也不要為了補充鎂而大吃特吃喔！

鉻：外脆內實的全穀麵包

當肌肉要使用血糖時，需要胰島素的協助，而鉻能提高細胞對胰島素的敏感性，進而幫助血糖快速進入細胞。

但糙米、五穀飯等這類食物實在不好找……放心！我也明白外食者的苦惱，所以只要挑選表面微脆，結構扎實，口感耐嚼的全穀麵包就可以了！

除了飲食調整外，不常運動的人，**也請盡量撥空走路 20 ～ 30 分鐘**（拆成每次走 10 分鐘也很好），可改善肌肉中微血管的分布，進而促進氧氣運輸、增強肌肉產熱的能力。

對於喜歡運動卻末梢冰冷的人，除了做時下流行的肌力訓練以外，記得搭配有氧運動更能讓你暖起來哦！

肉食族多做這些事，遠離大腸癌／乳癌！

如果你多出五分鐘的時間，會做些什麼事呢？

依據衛福部最新公布的癌症登記報告書，台灣平均每 4 分鐘 58 秒就有 1 人罹癌，男性十大癌症之首是大腸癌，女性則是乳癌。

這是一件讓人沮喪的事，我們或多或少能感受癌症的可怕，當被它敲門時才真正深感威脅。

癌症的主因有三：天生基因、生活環境、飲食作息，前兩者我們無能為力，但針對後者，我們常在生活中見到這些壞習慣：

☐ 熱量攝取過多，習慣吃很飽、暴飲暴食

☐ 蔬果吃不夠，一天少於 3 碗平裝的蔬菜、2 拳頭大小的水果

☐ 餐餐必吃豬、牛、羊肉，尤其是加工紅肉，香腸、火腿、培根等

☐ 喜歡油膩食物，不論是油炸、焗烤、燒烤、肥肉、奶油等

☐ 活動量極少，幾乎都騎車搭車、工作型態久坐為主，一週運動少於 2 次

☐ BMI 大於 24（計算方式：體重（公斤）除以身高的平方（公尺））

☐ 體脂肪率過高：女性超過 30%、男性超過 25%

☐ 一週排便少於三次，糞便也不是咖啡色條狀

假如勾選超過三項的朋友，請每兩年做糞便潛血檢查或每年一次大腸鏡檢查！如果發現有大腸瘜肉的話，務必先切除預防它變成癌症。另外，請一起注意以下乳癌高風險項目：

☐ 小於 12 歲就有初經、超過 55 歲才停經
☐ 未曾生育，或 30 歲後才生第一胎
☐ 有生育，但未哺乳
☐ 家族有乳癌病史，包含祖母、外婆、母親、女兒、姊妹等

　　有勾選到的 45 歲以上的女性，或 40 ～ 44 歲有乳癌家族史者，請每兩年進行一次乳房 X 光攝影檢查，平時也可以自我檢測。

　　男性也會有乳癌風險，如果超過 60 歲、曾有男性女乳症、肥胖者、睪丸曾受傷、隱睪症等，也請多加留意。大腸癌跟乳癌，只要早期發現，治癒效果都很好，大家記得定期健康檢查哦！

　　「但是 Emma，妳也是無肉不歡呀，難道真的不能吃美食嗎？」
　　為了預防疾病而度過無趣的生活，也是另一種折騰，我實在也做不到。因此更要在飲食上調整好熱量、蔬菜、肉類的比例，防癌的同時也享受食物的樂趣！

盡量從天然食物獲得熱量

一個大麥克、一份中薯、一杯可樂的熱量是 1000 大卡；而一碗飯、一隻滷雞腿、一份蕃茄炒蛋、一份炒高麗菜、一份炒空心菜、一顆橘子、一碗蘿蔔排骨湯的熱量約 650 大卡。然而，前者的油脂量卻占了總熱量的四至五成。

依照衛福部與世界衛生組織的建議，**避免大量的飽和性脂肪可預防大腸癌和乳癌**。包含肥肉（五花肉、雪花肉、漢堡肉等）、奶油（蛋糕、甜點、冰淇淋等）、棕櫚油（零食、餅乾、零嘴等）、加工肉類（培根、香腸、火腿等）以及油炸燒烤物等。

我也會去速食店、喝下午茶、宵夜嗑鹹酥雞，所以更要懂得分配頻率。一週 1 ～ 2 次，吃些高油脂餐點是無傷大雅的。

別忘記多吃黃豆類製品

國際期刊指出：有食用黃豆製品的亞洲女性，乳腺癌發病率較低，而在美國移民中的亞裔第二代卻失去了這種保護，推估與亞洲女性從小就攝取黃豆製品有關。

台灣癌症基金會也建議多吃豆腐、豆漿、味噌湯等黃豆類食物，是由於黃豆含天然的植物性動情激素，能和乳房接受器結合，達到防癌效果之故。

多食用菇類、十字花科蔬菜、蔥蒜

有期刊指出：植物中的類黃酮素可防止致癌物對基因的損傷，進而預防癌症的發生。類黃酮素廣泛存在於水果、蔬菜和茶類之中。

而香菇、金針菇、草菇、猴頭菇等含有豐富的多醣體，能活化免疫系統、防止癌細胞的產生；綠白花椰菜、高麗菜、白菜、白蘿蔔等十字花科蔬菜含可預防乳癌的硫化合物，可將身體所製造的動情激素換化成非癌症誘發形式來預防乳癌；還有青蔥科的青蔥、洋蔥、大蒜、韭菜等，所含有的皂素、硒、其他物質也可防癌。

橄欖油、亞麻仁油來一匙

橄欖油、亞麻仁油都是俗稱的好油，兩者對於乳癌都有預防的效果，但外食族卻極度困難取得。

外食者可以購買初榨冷壓的橄欖油、亞麻仁油，在家中、工作處各準備一瓶，當要吃飯或喝湯時，分別淋上半湯匙的油（小吃攤喝湯用的白色塑膠湯匙），來幫助自己攝取。有習慣直接飲油的朋友，也能在飯前來一匙哦！

若對你來說，吃油太有心理障礙，選擇夏威夷豆、杏仁、腰果、開心果等富含單元不飽和脂肪酸的堅果，一天一個白色塑膠湯匙，以低溫烘烤或生果的形式最佳。

也可以吃一湯匙的亞麻仁粉，除了 $\omega - 3$ 油脂以外，其中的膳食纖維、木酚素也能減少癌症的風險。

運動更是預防癌致的不二法門

一天找不出 30 分鐘運動也沒關係，換成找三個 10 分鐘、六個 5 分鐘的零碎時間，不用刻意去健身房，在家原地踏步、公園散步、慢跑，以最簡單和方便的方式就可以了。

外食與減重的十大迷思

Q 體重變輕就是成功減重？

A 要看你想減的「重」是什麼！

　　體重主要包含脂肪、肌肉、水分、骨骼的重量，骨骼不太可能突然減少，所以體重變輕是由前三項來決定！

　　當肌肉減少時，不只基礎代謝率（指人一整天靜止不動時，最少會消耗的熱量）會降低，也會改變身體的代謝能力，最終造成易胖體質，實在得不償失。

　　至於水分的減少非常空虛……畢竟喝幾口水體重就自然會回升，長遠來看沒什麼價值。

　　因此，**成功減重是希望減去脂肪，也就是體脂率！**這才是真正的「減肥」、減去肥肉！

Q 網路瘋傳一週激瘦N公斤的瘦身食譜，這是真的嗎？

A 很有可能是真的！

　　許多學生喜歡傳這類的文章給我看，而這類食譜的熱量大多不

到 500 大卡，遠低於基礎代謝率（最低也會有 1000 大卡），所以這種急速減重法通常會先瘦到肌肉，也會伴隨輕微脫水的狀況。

聰明的你就會發現，當一起流失肌肉和水分的話，體重自然會下降得非常快！很可惜的是，一旦恢復原本的飲食方式，多數人的體重也會逐漸回來，加上肥胖者的飲食型態原本都有些狀況，所以補回來的重量多是脂肪，肌肉非常非常少。

接下來，**當某天又想減肥時，你會感受到瘦不太下來、很快就停滯了**。這種無力感是只有當事者才懂的痛苦，必須要吃得更少才可能瘦。

這簡直是減重者的地獄，不斷的惡劣循環下，身體代謝越來越糟糕，終究導致只要吃一點點也會胖。

人活著就必須吃，所以懂得怎麼吃，建立適合的飲食習慣，比起突然間吃很少，才是一勞永逸的體重管理方式！

Q 減肥真的都不能吃甜的嗎？

A 如果……你能忍得住的話！

先自首……我會照樣吃甜食！

不吃甜食其實有些太違背人性，像大腦就是非常喜歡糖的器官，做過度消耗腦力的事之後，都會非常想吃點甜的，這是你的腦因為消耗太多熱量而發出的求救信號！

吃甜食的最佳時機是在白天，也就是大腦和身體活動比較多的時候（夜間工作者的時間則相反）；並且學會挑選甜食類型的話，吃點甜食也是無傷大雅的。

適度補充糖分會刺激血清素、多巴胺釋放，這兩種荷爾蒙會讓人感受到放鬆與開心，在 P.129 下午茶甜點篇，營養師會帶你認識適合的甜食類別。

或者在重訓後，體能和器官組織的耗損很劇烈，需要趕快回補能量，在 P.255〈不喝乳清蛋白的話，有什麼新選擇？〉也有更仔細的介紹。（運動後，營養師的推薦食物是布丁哦！）

Q 最近很流行生酮、減醣飲食，只吃肉、不吃飯才會瘦？

A 要吃飽才會瘦！

每種飲食法都有它的優點，相對也有劣勢。生酮飲食最常讓人誤會的地方，是以為不吃飯就是在進行生酮。但其實**真正的生酮飲食，油脂的攝取比例應占全天熱量的 70%**，身體才有機會產生酮體，但外食者其實要吃到這麼多的油脂並不容易。

我某次受邀針對這個主題演講時，很多民眾回饋，他們一直以為自己是做生酮，但聽到這個油脂比例時，才發現完全不是這麼一回事。

我很願意運用不同的飲食法來幫助減重，畢竟能達到目的的方

式都是好方法，但前提是它要好執行、對身體負擔小。

「要吃飽才有力氣減肥！」這句話是真的！我總和想瘦身的學生分享，「吃飽才能瘦」是不變的鐵則。

畢竟人的意志力有限，或許能忍耐一陣子，但不可能一輩子！

當只吃肉、不吃飯，進行減醣飲食時，有些人適應得很好，有些人的飢餓感卻很明顯，最後受不了就去吃零食來止飢，這是非常本末倒置的作法。**學會並找到適合自己的飲食型態，才是持續瘦下去的方法哦！**

Q 只要熱量控制好，就能輕鬆瘦身嗎？

A 我超希望能這麼簡單！

說來慚愧，在我初期諮詢時，也曾把減重當作會計師在計算數字一樣，把數字加加減減，來達到整天的熱量設定值。但可怕的是，當時的學生不僅沒有瘦，反而還變胖了！

當經驗越多時，越能感受身體是一座運作精巧的工廠。我們期待把 A 原料加 B 配方就能產生 C 的結果，但工廠的設備是否能正常運作卻常常被忽略。減肥不僅涵蓋熱量的平衡，還包含其他營養素的配合、代謝能力的好壞、情緒壓力的影響、荷爾蒙分泌是否正常等等，非常錯綜複雜，熱量雖然是最基本也很重要的觀念，卻也只是其中一環罷了。

我常跟學生笑說：「困難的事交給專業的來！」

在這本書的各篇章中，我也會提到食物的熱量，這樣大家比較好理解哪些食物適合來減重，但在其他章節裡，比起熱量我更重視其他營養素的調節與補充，就是為了能更好、更健康地瘦下去。

Q 有什麼最快速瘦身的方法嗎？

A 嗯……找醫美抽脂？

每次飲食諮詢時，心急如焚的學生總會提這個問題。

我理解大家的焦急與難受，但我們也是花十幾年變胖的，卻要在一個月內去除這些肥肉，除了整型之外，我真的想不到其他更好的方法了。

老實說，我們對一個腿斷掉的人，應該不會要求他立刻健步如飛，反而會給予他復健和訓練，等待他恢復行走的能力；同樣的，面對被養胖的自己，請也不要這麼殘忍。

有位抽脂後又復胖的學生，來找我做完飲食管理時，經常逗趣的說：「錢是來得快、去得也快，脂肪則是去得快、來得更快。」這實在是很中肯的心得啊！請多給自己一些時間，即使去做醫美了，但不適合的飲食習慣，照樣會讓肥肉長回來的。

Q 吃消夜就會胖？

A 可能會，也可能不會！

網路有一套說詞是：一整天的熱量攝取是固定的，所以不管什麼時間吃，只要不超過每天的需求量就不會胖。

很遺憾的是，身體的運作不是計算機運算。人體的代謝幾乎被內分泌系統掌管著，包含胰島素、甲狀腺素、飢餓素、瘦體素、腎上腺素、皮質醇、生長荷爾蒙等，每種荷爾蒙都十分精細分工著。

吃消夜到底會不會胖呢？得看你的身體處於什麼情況，很難用一句來回答正確的答案。**假使是內分泌正常的人，睡覺前三個小時之前、挑對食物吃的前提下，相對影響體重幅度不會太大**；但如果挑錯食物吃，還是有可能胖得很離譜！（在 P.204 消夜小吃篇，會教你吃消夜的小技巧。）

Q 要減肥一定要自己煮嗎？

A 糟糕……營養師也沒在煮飯的……

隨著工作的繁重，即使會做飯卻沒有時間能煮，說起來有點悲傷，但大家早習慣在逆境中求生存了！即使「外食」這個選項比起在家烹飪油膩、營養也不太均衡，可是！當好好的選擇和分配後，我們仍然能在有限的條件中，創造出好的結果。

當初發起【營養師帶你吃外食】這個社群時，我們的核心宗旨，就是打造屬於你的外食廚房！這也是我會出這本書的構想，希望帶大家吃外食也能享瘦、健康。

這也是我身為營養師的責任感與自負心，要把「外食」再創造得更好，讓每個人能自在地享瘦外食！

Q 不想忌口、只要狂運動就能瘦嗎？

A 如果每次運動超過三小時以上，應該可以哦！

在一小時運動中所消耗的熱量，游泳約 500 大卡、跑步約 400 大卡、瑜伽約 150 大卡，但你隨便吃一個便當，至少都是 700 大卡起跳。如果不想忌口的話，合理推估真的至少要運動三小時以上。

但大家不可能花這麼長時間運動的吧……所以最理想的體重管理方法，其實就是大家耳熟能詳的**三分運動、七分靠吃！而且也並非什麼都不能吃、更不可能是吃得像小鳥一樣！**

至於時下流行的飲食方法，也都能有些效益，但至於適不適合每個人，就得看目的來決定了。

Q 要花多久才能瘦？

A 2.5 秒！你沒看錯！

每個人出生重量平均是三公斤，但成人以後體重差異非常大！從飲食的角度來看，隨著從小到大的「如何吃」，一次次的適合和不適合的選擇，逐漸成就現在的自己。

根據腦科學家的研究，人平均做出一個決定只需要 2.5 秒。

我們應該能想像，如果累積著大量失誤的抉擇，那條路的結果大概就是這樣了；相反的，即使現在體態有點可愛，但逐漸學會合宜的判斷，那條路終究會變化的！

很多人老說自己是意志力不足才瘦不下去，其實……我遇到更多人是不懂得方法，或使用太勉強的方式去做，所以到一半不得不放棄。

「瘦」是一輩子的事，不只是瘦，也希望大家能健康，若是這本書能幫上一點忙，那將是我的莫大榮幸！

【參考資料】

PART1 早餐

Obesity

Journal of Affective Disorders

vanderKlaauwAAetal(2012).HighproteinintakestimulatespostprandialGLP1a
ndPYYrelease.Obesity,21(8),1602～1607.

WurtmanRJetal(2003)Effectsofnormalmealsrichincarbohydratesorproteinson
plasmatryptophanandtyrosineratios.AmJClinNutr.77(1),128～132.

SchiepersOJ,deGrootRH,JollesJ,vanBoxtelMP(2009).Plasmaphospholipidf
attyacidstatusanddepressivesymptoms:associationonlypresentintheclinicalrange.
JournalofAffectiveDisorders

TheAmericanJournalofClinicalNutrition

PART6 運動時，請你這麼吃

JournalofAppliedPhysiology

InternationalJournalofSportNutrition&ExerciseMetabolism

JournalofBasicandClinicalPhysiologyandPharmacology

AmericanJournalofPhysiology～EndocrinologyandMetabolismMedicinean
dscienceinsport 的

AmericanPhysiologicalSociety

JohnO.Holloszy.(2005)Exercise～inducedincreaseinmuscleinsulinsensitivi
ty.JournalofAppliedPhysiology.99(1):338-343.

Stellingwerff,Tetal(2013).EffectsofPreExerciseSucraloseIngestiononCarboh
ydrateOxidationDuringExercise.InternationalJournalofSportNutrition&ExerciseM
etabolism,23(6),584～589.

JeukendrupAE,RandellR(2011).Fatburners:nutritionsupplementsthatincrease
fatmetabolism.Worldobesity.12(10):841～851.

HarpazE,TamirS,WeinsteinA,WeinsteinY(2017).Theeffectofcaffeineonenerg ybalance.JournalofBasicandClinicalPhysiologyandPharmacology.28(1):1 ～ 10.

IchinoseTetal(2011).Effectofendurancetrainingsupplementedwithgreenteae xtractonsubstratemetabolismduringexerciseinhumans.Medicineandscienceinspo rt.21(4):598-605.

6S.H.Cohnetal(1980).EffectofAgeonBodyCompositioninNormalMen. AmericanJoumalofPhysiology.Vol.239,524 ～ 527.

KevinD.Tiptonetal(2007).Stimulationofnetmuscleproteinsynthesisbyw heyproteiningestionbeforeandafterexercise.AmericanJournalofPhysiology ～ EndocrinologyandMetabolism.

S.M.Phillipsetal(1997).Mixedmuscleproteinsynthesisandbreakd ownafterresistanceexerciseinhumans.AmericanJournalofPhysiology ～ EndocrinologyandMetabolism.

PART7 誰說外食不養身？

TheAmericanJournalofClinicalNutrition

TheAmericanJournalofClinicalNutrition、TheJournalofNutritionalBiochemi stry

TheJournalofPhysiology

SarahLBoothetal(2004).EffectofvitaminEsupplementationonvitaminKsta tusinadultswithnormalcoagulationstatus.TheAmericanJournalofClinicalNutriti on.80(1)143 ～ 148.

Charifietal(2004).Enhancementofmicrovesseltortuosityinthevastuslateralism uscleofoldmeninresponsetoendurancetraining.TheJournalofPhysiology.15;554 ～ 569.

GeorgeVC,DellaireG,RupasingheHPV(2017).Plantflavonoidsincancerchemo prevention:roleingenomestability.TheAmericanJournalofClinicalNutrition.45:1 ～ 14.

LamartiniereCA(2000).Protectionagainstbreastcancerwithgenistein:acompon entofsoy.TheJournalofNutritionalBiochemistry.71:1705 ～ 1707.

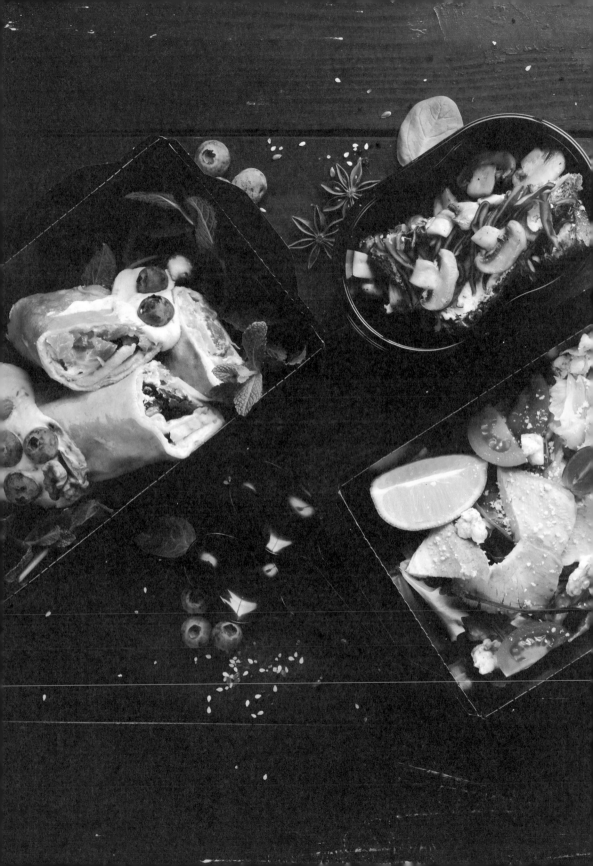

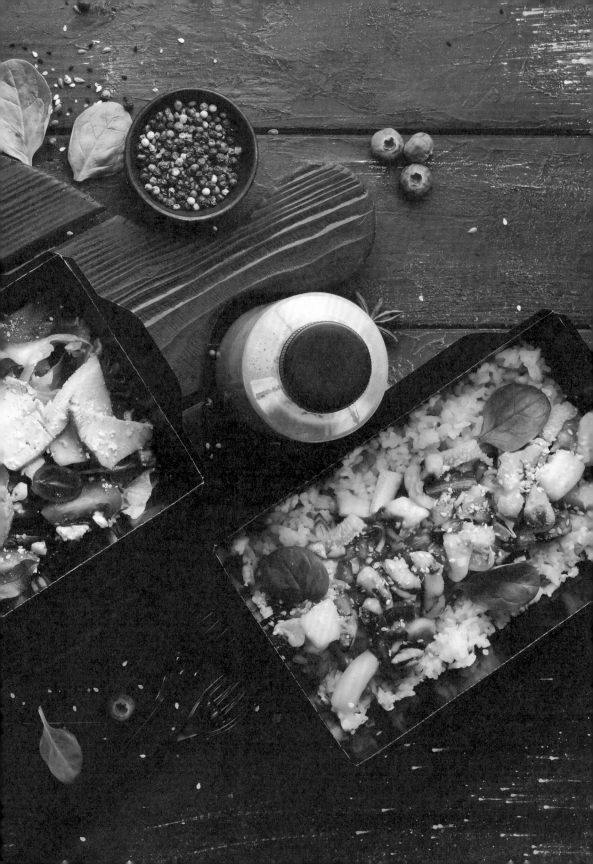

國家圖書館出版品預行編目資料

帶你爽吃美食又能瘦，才是營養師！：鹹酥雞？手搖飲？下午茶？2.5秒選對吃！／Emma周佑庭 著.-- 初版.-- 臺北市：如何，2019.08
304面；17×23公分. --（Happy body；180）
ISBN 978-986-136-537-4（平裝）

1.減重 2.健康飲食

411.94   108009827

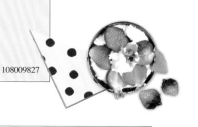

Eurasian Publishing Group
圓神出版事業機構
用心與你對話‧視野無限寬廣

如何出版社
Solutions Publishing

www.booklife.com.tw   reader@mail.eurasian.com.tw

Happy Body   180

帶你爽吃美食又能瘦，才是營養師！：

鹹酥雞？手搖飲？下午茶？2.5秒選對吃！

作　　　者／Emma周佑庭
發 行 人／簡志忠
出 版 者／如何出版社有限公司
地　　　址／台北市南京東路四段50號6樓之1
電　　　話／（02）2579-6600‧2579-8800‧2570-3939
傳　　　真／（02）2579-0338‧2577-3220‧2570-3636
總 編 輯／陳秋月
主　　　編／柳怡如
專案企劃／沈蕙婷
責任編輯／丁予涵
校　　　對／丁予涵‧柳怡如
美術編輯／李家宜
行銷企畫／詹怡慧‧曾宜婷
印務統籌／劉鳳剛‧高榮祥
監　　　印／高榮祥
排　　　版／陳采淇
經 銷 商／叩應股份有限公司
郵撥帳號／18707239
法律顧問／圓神出版事業機構法律顧問　蕭雄淋律師
印　　　刷／龍岡數位文化股份有限公司
2019年8月 初版

定價 360 元　　　　ISBN 978-986-136-537-4

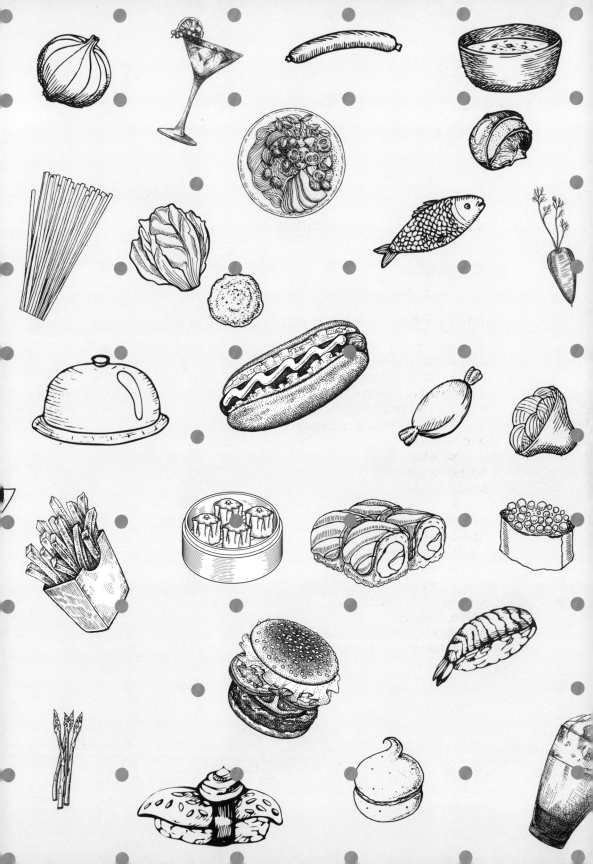

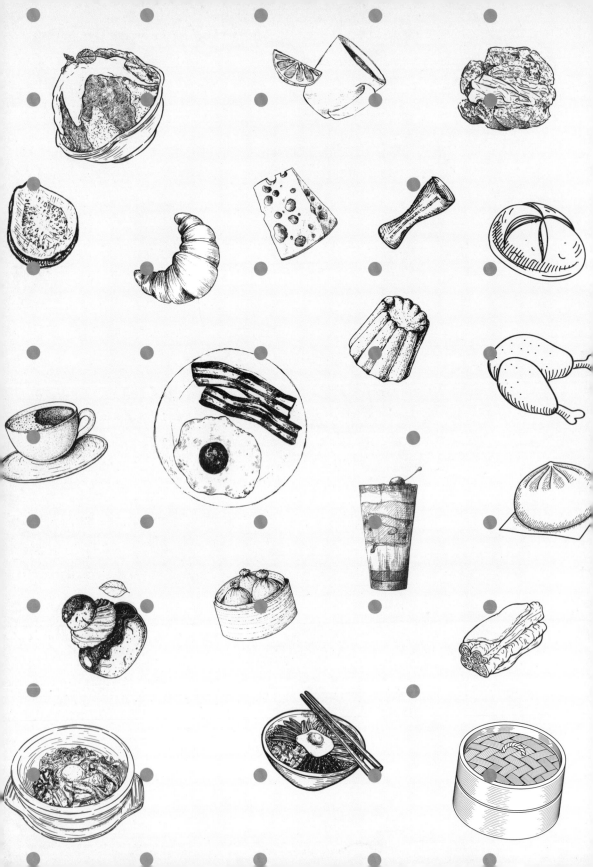